医療と算盤（そろばん）

2035年の医療崩壊を避け
2040年の医療を創る思考法

New Medical Model Strategy

加藤浩晃

デジタルハリウッド大学大学院 特任教授
東京科学大学医学部 臨床教授／医師

MC メディカ出版

はじめに

医療者の皆さんは、日本の医療の未来に不安を感じていませんか？

私は現場の医師として、そしてスタートアップ、医療政策と医療経営など様々携わる中で、この国の医療システムが重大な岐路に立っていることを日々実感しています。1960年代に作られたいまの医療制度は、高齢化、人口減少、医療技術の高度化、そして働き方改革という大きな波に揉まれ、その持続可能性が根本から問われています。

実際、このままでは2035年には医療崩壊が現実のものとなるかもしれません。しかし同時に、この危機は2040年に向けて新しい医療を創造するチャンスでもあるのです。医療の本質を守りながら、いかにしてその提供方法を革新していくか——それがいま、私たち医療者に問われている課題です。

本書は、そのための「思考法」の転換を提案するものです。タイトルに「医療と算盤（そろばん）」と掲げたのは、渋沢栄一の「論語と算盤」の思想に深く共感するからです。医療における倫理性や公共性を守りながら、同時にその経済的持続可能性を追求する。この一見相反する2つの要素を、より高次の次元で統合することこそが、現代の医療に求められているのではないでしょうか。

そのために本書では、医療者の思考法を4つのゾーンでアップデートしていきます。「お金」「キャリア（働き方）」「価値提供（事業・マーケティング）」「生き方」——この4つの領域での意識改革と実践が、新しい医療を創造する基盤となるはずです。

本書の内容は、決して理想論ではありません。むしろ、2035年の医療崩壊を回避し、その先の未来を切り拓くための「現実的な必然」として提案しています。実際に、すでに多くの医療者が従来の枠を超えて新しい挑戦を始めています。先駆者の実践例からも多くを学びながら、具体的な変革の道筋を示していきたいと思います。

「医療の本質を守りながら、どうすれば持続可能な形で価値を提供し続けられるのか」「医療者自身はどのようにアップデートしていくべきか」——本書は、そんな問いに真摯に向き合おうとするすべての医療者のために書かれています。

新しい時代に向けて、共に歩んでいけることを願っています。

2025年1月

加藤 浩晃

目次

Contents

3節 価値提供ゾーン
：戦略のアップデート ～医療の再定義への挑戦～

4節 生き方ゾーン

：思考のアップデート ～医療者としての新たな指針～

Contents

序章

なぜ今、医療者の思考法を変える必要があるのか

01 2040年に向けた医療の未来構想（2030～2045年）

2040年に向けて、医療分野での革命的な変化が進展します。AI、ロボット技術、デジタル化の進化により、診断や治療が自動化され、患者への医療がより高度に個別化される時代に突入します。さらに、新しい医療モデルの構築が進む中で、医師、患者、医療機関の役割が再定義されます。まず、私が構想する医療の変革を2030年・2033年・2035年・2040年・2045年といった時系列に沿って示していきます。

2030年：デジタル化の普及と遠隔医療の定着

2030年、医療は**AI診断**や**遠隔ロボット手術**が普及し、**デジタル化が本格化**します。**医師とAIの協働が標準化**し、**遠隔医療**が患者の負担を大幅軽減しています。

1．診断・治療技術の進化

診断へのAI活用が一般化し、AIが医師と同等の精度で疾患を検出できるようになります。大量の臨床データを学習したAIが「〇年以内に疾患を発症する確率」といった将来予測を提示し、医師は早期に予防措置を講じています。

さらに手術領域では遠隔操作ロボットが試験的に導入され、高速通信（5G／6G）を用いて都市部の専門医が離島などの患者を支援する事例も報告されます。ロボットの正確性が向上するほど、従来の地理的格差が縮小し、早期治療による重症化防止が期待されています。

こうした技術の進歩は診療効率や患者満足度を高めるだけでなく、ミスや見落としのリスクを減らす面でも評価されています。一方で、AI診断の信頼性や遠隔ロボット施術の安全性確保には法整備や責任分担の検討が不可欠となり、新たなスタンダードを定着させるための社会的合意づくりが進行中です。

2．医師の役割の変化

AIとの協働が日常化した結果、AIが従来の人間同士のチーム医療に加わり、医療者同士の役割分担において重要なサポート役になりました。AIが提示する診断や治療プランをチェックし、最終判断を下すのが医師の大きな役割です。ルーチン検査や画像判読の負担が軽減されることで、医師はより高度な判断や患者対応に専念でき、診療効率が向上します。結果として、一人の医師が診られる患者数も増えています。

また、オンライン診療が普及し始め、柔軟な勤務形態を選ぶ医師も増加します。若い世代の医師はデジタルテクノロジーの進歩に置いていかれないように、生涯学習を通じて新技術を吸収し続ける姿勢が不可欠になっています。専門領域を超えた連携や情報共有が進むことで、医療全体のスピードと質が底上げされる一方、患者との直接対話がむしろ貴重な存在となり、医師が持つコミュニケーション能力や共感力が、チーム医療の中で改めて強く求められています。

3. 患者への影響

診断精度の向上により、病気の早期発見率が著しく改善されています。また遠隔医療の一般化を受け、地方や離島の住民でも都市部の専門医に自宅から相談可能になり、往復の時間や費用が大幅に抑えられています。こうした地理的格差の緩和は、医療アクセスの平等性を高める要因ともなっています。

また、AIが副作用や合併症のリスクを解析し、その結果を患者へ提供することで、治療法を選ぶ際の納得感も高まりやすくなっています。遠隔操作ロボット手術の実例が報告されるにつれ、先進的な医療サービスを受ける心理的障壁も低下し、患者が最新技術を前向きに取り入れる流れが加速します。一方で、プライバシー保護やAIへの依存に対する不安もあり、医師と患者との信頼関係をいかに維持するかが課題として挙げられています。

4. 医療体制の変化

医療提供体制のデジタルシフトが本格化し、無人検査ステーションなどが一部医療機関で導入され始めました。患者がセルフ検査を行い、そのデータをクラウド経由で医師が確認するモデルが試験運用されるなど、早期発見や治療効率の向上が期待されます。AI機器の初期コストやシステム構築には負担が伴いますが、人件費削減や重症化防止による医療費抑制のメリットも評価され始めました。

また、医療データの共有と遠隔医療プラットフォームの充実により、多職種が連携して患者情報を管理し、必要に応じて専門医を招く**ハブ&スポーク型ネットワーク**が整いつつあります。こうした連携モデルは地域医療の底上げに貢献し、移動や待ち時間を削減することで患者の利便性も向上します。結果として、デジタル技術を中心に据えた新しい医療体制が形づくられ、さらなる法整備やセキュリティ対策が社会全体で議論される段階に入っています。

2033年：スマート医療拡大と医療提供体制の再構築

2033年、**AI診断の精度向上**や**遠隔ロボット手術の実用化**が進み、医療は**自動化と個別化**をさらに深めています。また医療提供体制は既存の体制から新しい体制への再構築が行われます。

1. 診断・治療技術の進化

2033年、AIは多量の臨床ビッグデータを学習し、疾患進行リスクや発症確率を総合的に予測できるまで精度を高めます。**患者一人ひとりの遺伝子情報やライフスタイルを組み合わせて解析**することで、オーダーメイド検診プログラムも一般化し、医師は総合診断の結果を早期に把握して予防的措置を講じる体制が整いつつあります。さらに、手術分野ではロボット技術と高速通信（5G／6G）を組み合わせた遠隔操作が実用段階に達し、都市部の専門医が遠隔地の手術ロボットを操作して格差是正を図る事例が報告されています。遠隔手術の試験成功を重ねることで、地域による医療資源の偏在が緩和される見込みです。これらの動きは、医療全体の効率化と患者のQOL向上に寄与し、AI診断やロボット施術が標準となる未来を現実に近づけています。制度面でもAIの自律診断を許容する仕組みが検討され、医療事故に関わる企業責任やデータ保護の問題など、社会的合意形成が急がれています。

2. 医師の役割の変化

2030年前後に始まったAI協働はさらに深化し、**医師はメディカルエンジニア的視点**を携えながら高度医療を提供する役割を担うようになります。多数の患者データをリアルタイムで監視し、異常があればすぐさま指示を出す「ハブ&スポーク型」の診療モデルも普及し、医師の業務範囲は院内から地域全体へ拡大します。AIやロボットが標準的検査や定型的治療を行う一方、人間の医師は複雑な病態や倫理的判断、患者との対話を通じた意思決定支援などに注力します。こうした「プロデューサー」的役割には、高度なコミュニケーション能力や多領域の知識が求められ、医療者間のチーム連携も強化されています。また、ロボット手術に熟練した「ロボティクス医師」や遺伝子治療専門の「臨床遺伝医師」など細分化が進み、医師自身のキャリア選択が多彩となる一方、現場では総合的な調整能力を持つ人材への需要も高まってきます。

3. 患者への影響

患者はスマートフォンや専用デバイスで日々の体調やバイタルを記録し、閾値を超える変動があれば医療者から即座に連絡を受けるといった「プロアクティブ医療」の恩恵を受けられます。副作用プロファイルや将来リスクをAIがシミュレートして提示するため、患者の意思決定プロセスはより確かな情報に基づくものへと進化します。遠隔診療やオンライン相談の定着で、地理的ハンデを抱える地域の住民でも専門医の意見をスムーズに得られ、通院負担が軽減されることから、医療格差の縮小も進みます。

一方で、AI解析に強く依存することへの不安や、個人情報の漏えいリスクなどを懸念する声もあり、患者保護と利便性のバランスをどう図るかが課題となってきます。総じて、患者が主体的に自分の健康を管理できる環境が広がり、受動的であった医療との関わり方が大きく変わってきます。

4. 医療体制の変化

医療の効率化と集約化が進み、大病院は高度・特殊手術を担い、地域のクリニックは日常診療と遠隔フォローを担当する分業体制が鮮明化します。電子カルテや診療情報の地域共有が標準化された結果、患者はどこにいても途切れなく医療サービスを受けられる環境が整い、医師・IT企業間の提携も活発化します。例えば、オンラインプラットフォームに登録した医師が空き時間に全国からのセカンドオピニオンに応じたり、AI健診バスが巡回して住民の検査データを蓄積・共有するモデルが試みられます。予防と早期治療に注力することで重度障害の発生は減少傾向にある一方、再生医療や遺伝子治療といった高額技術の利用が増え、費用対効果が認められたものから公的保険に組み込まれる流れが加速します。こうして、医療費の適正化や高度医療の普及が同時に進められ、患者が安心して質の高いケアを受けられる社会の実現へ向かいます。

2035年：自動化と個別化が進んだ次世代医療

2035年、AIやロボット技術が飛躍的に発展し、**医療の自動化と個別化が加速**しています。さらに、診断・治療の現場では患者の負担を減らしながら質を高める新たな仕組みが次々登場し、人々の暮らしに密着した医療が急速に浸透しつつあります。

1. 診断・治療技術の進化

診断はほぼ自動化に近い形で高度化し、多くのクリニックや検診センターでは**AI搭載の無人検査ブース**が稼働しています。来院者は短時間で包括的な検査を済ませ、AIが瞬時にデータを統合して異常や疑わしい疾患を自動レポートするため、医師は結果を確認して必要な対応を行うだけで済みます。

さらにAIの予測精度は向上し、人間には難しいリスク判定や進行予測も的中させるようになりました。眼画像一枚から全身の健康状態を推測する「オキュロミクス（oculomics）」も実用化され、心血管や認知症リスクを可視化するサービスが普及します。こうした技術により、受診者は早期に生活習慣病や認知症に備えられるようになっています。

また、遠隔医療は当たり前の存在となり、高速通信（5G／6G）を活用した遠隔操作手術が一部地域で成功します。手術格差の是正や過疎地医療の向上につながり、追加の制度改革でAIの自律的医療行為が条件付きで認められ始めています。医療事故に関しては、**アルゴリズム不具合が原因の場合に製造企業へ責任を問う**など、法律上の整理も進行中です。

2. 医師の役割の変化

診断や治療が自動化に近づいても、最終的な責任を負うのはあくまで医師です。人間の医師は「高度専門職＋総合調整者」として、AIやロボットにはできない領域に注力します。例えば新しい治療法を患者と相談しながら決定したり、複数の疾患を併発するケースで総合的に判断したり、倫理的問題に対応するといった役割が際立ちます。

また、テクノロジーを駆使することで、一人の医師がカバーできる患者数は飛躍的に増加します。遠隔医療やチーム医療の組み合わせで、医師が少ない地域でも診療を維持する仕組みが普及し、地域のコメディカルやAI管理者と連携する「ハブ拠点型」の働き方も一般的になります。

さらに、ロボット手術の専門家である「ロボティクス医師」や、遺伝子治療を専門に扱う「臨床遺伝医師」など、細分化が進む一方で総合的視点を持つ人材へのニーズも高まっています。医師はこうした幅広い領域で調整役を担い、医療の質と効率を同時に向上させる存在となりつつあります。

3. 患者の変化

患者が医療機関へ足を運ぶ負担は、もはや大幅に軽減されています。自宅や地域の施設にいながら専門医の診療を受けることが普通になり、ドローンで届く処方薬や治療キットを使って遠距離の通院を回避できます。こうした「**寄り添う医療**」により、高齢者や慢性疾患患者が遠方に出向かなくても早期治療を受けやすくなりました。

加えて、スマートフォンやウェアラブル機器で日々のバイタルを記録し、閾値を超えれば即座に医療機関へアラートが飛ぶプロアクティブ医療が浸透しており、重症化を防ぐ効果が確認されています。また、副作用や将来リスクをAIが予測・提示する仕組みが充実してきたため、患者は自分に合った治療法を選びやすく、意思決定の質も高まっています。こうした状況が患者の健康管理意識を自然に高め、医療への信頼と満足度を向上させています。

4. 医療体制の変化

医療提供体制の再編が進み、スマートシティ化が都市部で一挙に加速します。院内物流や予約受付、検査業務が自動化・AI管理された「**スマート病院**」が増え、無人搬送ロボットが検体や薬剤を運び、AIが患者呼び出しや会計を処理するなど、人手を省きつつサービス品質を高めています。

一方、地方では大都市圏の中核病院がハブとなり、遠隔診断と遠隔手術で周辺地域をカバーする仕組みが定着します。地域のクリニックや検診車が収集したデータをハブ病院が解析し、必要なら高度医療を集中実施する広域連携モデルが一般化しました。こうした体制整備により、医療費抑制や専門医の効果的配置が同時に達成され、再生医療や遺伝子治療といった先端分野の導入も進んでいます。結果として、人々は地理的制約を感じることなく、高度で質の高い医療へアクセスできる社会を実現しつつあります。

2040年：常時モニタリングAIによる医療体制

2040年、AIが医師を超える領域が増え、診断から治療まで**自動化が進行**します。そして常時モニタリング体制により**予防医療が高度化**していく時代になっています。

1. 診断・治療技術の進化

AIが人間の医師の能力を凌駕する分野が増え、診断はほぼ全自動化へと近づいていきます。常時モニタリングAIが社会全体の健康を見守り、高齢者宅には検診機能付きヘルスケア端末が普及します。毎朝の顔認証とともに健康状態をチェックし、異常があれば即座に医療機関へ通知・予約を入れます。こうした技術により、未然に疾患を発見し対処する予防体制が一層強化されます。

さらに、ロボット手術は高度に発達し、定型的な手術では全自動ロボットが執刀可能になります。医師は遠隔監視でAI搭載ロボットを補佐し、人為的ミスを抑えて安定した成果を得るケースが増えていきます。通信環境の進歩で都市の専門医が遠隔地を支援し、地理的格差を緩和する動きも顕著です。超高齢化に伴う複雑な病態への対応が課題となる一方、AIのさらなる進化で、個別化治療や精密検査を高度に結びつける流れが加速しつつあります。

2. 医師の役割の変化

診断や治療の現場作業をAIとロボットに委ねる中、人間の医師は「監督者」「研究開発者」「カウンセラー」の三本柱へ役割が集約されていきます。

監督者としては、AIでは対処しきれない判断や患者応対を担い、医療全体の流れを管理します。AIが多数の症例を正確に処理する分、医師は常にレビューを行う必要は減りますが、AIが迷った際や想定外の病態が現れた際には迅速な介入が求められます。

研究開発者としては、指数関数的に増大する医学知識やビッグデータを扱い、臨床から得られた情報を解析してAIモデルをアップデートし、より良い医療を創っていきます。

カウンセラーとしては、患者の不安や価値観に寄り添い、提示された複数のオプションから最適な選択をサポートします。こうして医師は医療提供者を超え、企業や研究機関と連携しながら医療イノベーターとして社会に貢献する立場へと進んでいきます。

3. 医療体制の変化

全国的にデータとAIを共有する**クラウド医療プラットフォーム**が確立され、一つの巨大バーチャル病院のように機能しています。都市部には難治症例や研究開発を担うハイテク医療センターが残る一方、標準的な診療は地域のスマートクリニックやドラッグストア併設の無人検査ブースで完結します。そこで取得されたデータはリアルタイムで集約され、必要に応じて専門医の指示を仰ぐ仕組みが浸透しました。医師不在の時間帯も認定AIが救急処置や診断を行い、24時間対応が可能になります。こうした改革に伴い、運用コストやデータセキュリティ面での議論が続きますが、患者への利便性は向上し、急患対応や慢性疾患管理の効率化にも大きく貢献しています。スマートインフラの整備が進むにつれ、**従来の医療機関のあり方そのものが再定義**され、地域連携の枠組みも大きく変化してきています。

4. 規制・法律の整備と患者の選択権

一定の条件下でAIが医療行為を行うことが正式に認められ、政府認定を受けた高度医療AIが自律的に診断や治療を実施し、そのアウトカムを定期監査する制度が整備されました。深夜や医師が不在の状況でも認定AIが救急対応を可能にし、医療の24時間化と地域格差の解消がさらに進展します。一方、安全性を確保するため、AIのミスによる事故時の責任所在を明確に区分する法律も成立し、製造者や管理者、監督医師の責任分担と賠償の仕組みが細分化されています。

また、「AIに治療される権利」や「人間医師に診てもらう権利」といった患者の選択を尊重する議論も盛んで、患者が希望すれば人間医師主体の診療を受けられるようにしたり、へき地医療でAIしか選べない状況を是正する取り組みが進行します。こうした法整備により、AI主導と医師主体の医療が共存する社会が形作られ、患者が自身の希望に沿って診療スタイルを選択できる余地が拡大していきます。

2045年：人とAIが紡ぐ医療の完成形

2045年、AIとロボット技術が極限まで発達し、人とAIの境界が曖昧になるほど医療が融合しました。**未病段階での対応や個別化ケア**が当たり前となり、人々の健康観や医療体制そのものを大きく変革しています。

1. 診断・治療技術の変化

診断領域では、人間とAIの区別が意味をなさないほど融合が進みました。幼少期からDNA情報や健康データが一元管理され、AIは生涯を通じて必要な検査や診断を適切な時期に提示します。未病段階の徹底した介入により、「病院で病気を診断する」行為自体が減少し、プロアクティブ医療が完成された社会へ移行しました。

診断は体内埋め込みセンサーやナノマシンが常時モニタリングを行い、異常が見つかればAIが瞬時に治療プランまで立案します。患者や医師が「○○のリスクが高まったため先手を打つ」といった通知を受ける形で治療が開始され、診断はもはや社会インフラの一部となっています。個別化医療の高度化により、ゲノムや環境、ライフログを統合した「デジタルツイン」モデルが各人に存在し、AIはそこで多様なシミュレーションを行い問題を未然に封じ込めます。結果、大病を経験しないまま高齢期を迎える人が増え、人間の視覚や機能を設計・強化するような治療法まで登場。病気の見逃しという概念がほぼ消滅し、SFと呼ばれた領域が現実化しています。

2. 医師の役割の変化

2045年の医師は、呼称自体が変わる可能性があるほど、人間とAIの差が僅少になっています。そこで人間の担うべき要素は「人間性の提供」に集約され、共感や倫理判断などAIに代替しづらい領域が重視されます。技術的スキルより、コミュニケーション能力や社会的洞察力が重視されるようになり、医師は患者の価値観を尊重しながらAIの提示するオプションを整理するナビゲーターとなります。また、医療チームのリーダーとしてAIやロボット、コメディカルを統率し、最適な成果を引き出す管理能力も求められます。AIがいかに発達しても最終責任は医師に帰属するため、高度システムを把握し続ける学習が必須です。医師の総数は需要減や効率化で減少傾向にあるかもしれませんが、残る医師は高度専門化と選抜を経たプロ集団として、多方面でイノベーションを牽引する存在へと位置づけられています。

3. 患者への影響

患者は自分で医療を選択できる範囲が広がり、必要なサービスを自在にカスタマイズ可能です。AI 主導の迅速対応を望む人もいれば、人間医師との対話を重視して時間をかける医療を選ぶ人もおり、その多様性が尊重されます。医療アクセスは地理的な制約が完全に解消され、極地や宇宙空間にいる人でも遠隔医療を受けられるのが当たり前です。技術のコストダウンと社会保障制度の発展により、基本的医療は誰でも享受できるため経済的問題もほぼ消滅します。患者体験はシームレスかつストレスフリーで、不調を感じる前に既に AI が対策を講じる安心感に包まれています。健康であることが当たり前になり、障害や疾患は完全になくせずとも個人のコントロール下に置かれやすくなりました。その結果、家族やキャリアへの負担を理由に人生設計を諦めるケースが激減し、人々は衰えや病を過度に恐れずに生きられる社会へ移行しています。

4. 医療体制の変化

2045 年の医療体制は、人間・AI・社会インフラが一体化した本当の意味での「**どこでも医療**」へと再編されました。従来の病院の概念が薄れ、地域全体・日常が病院さながらに機能する世界です。家庭や職場、学校、公共施設に医療センサーや簡易診療ステーションが常設され、必要な医療行為はその場で行われます。重篤例のみ、高度専門センター（旧病院）へ自動運転車やドローンで搬送する仕組みが浸透しました。AI が個々人に合わせたリハビリや生活支援プログラムを作り、VR 技術を使った自主トレを提案するなど、医療と日常がシームレスにつながっています。高いテクノロジー依存度から IT 企業や通信企業が医療を運営する例も増え、逆に大病院が AI 開発部門を擁するケースも一般化します。こうしてサービスとしての医療（Healthcare as a Service）が確立し、公的保険でベーシック分をカバーしつつ、民間の付加プランを組み合わせるハイブリッド医療保険が広まりました。高齢者医療に集中する医療需要を AI やロボットで支えることで、社会保障制度も持続可能性を保っています。

02 2035年の医療崩壊を避け、2040年の医療を創る

日本の医療は、かつてない転換点を迎えています。2022年、私は『医療4.0実践編』(日経BP)において、日本の医療システムがプロダクトライフサイクルの「衰退期」に差しかかっていることを指摘しました。その予測は、残念ながら現実のものとなりつつあります。このまま現在の価値観や行動様式を続けていけば、2035年、私たちの医療システムは完全な崩壊を迎えるかもしれません。しかし同時に、この危機は2040年に向けて新しい医療を創造するチャンスでもあるのです。

1. 医療システムのライフサイクル

この危機とチャンスを理解するために、まず日本の医療の歴史をプロダクトライフサイクルの視点から整理する必要があります。あらゆる製品やサービスには「導入期」「成長期」「成熟期」「衰退期」というライフサイクルが存在します。日本の医療システムも、この4つの段階を経てきました(p23の図・表参照)。

第一段階の「**医療1.0**」は1960〜70年代の**導入期**です。この時期、日本は国民皆保険制度を確立し、世界に誇る医療システムの基礎を築きました。若年労働者が多く、高齢者が比較的少ない人口構成を前提に、「若者が高齢者を支える」という世代間扶助の仕組みが設計されました。高度経済成長による税収増を背景に、この制度は順調にスタートを切ることができました。

続く1980〜90年代は「**医療2.0**」、すなわち**成長期**です。医療機関の基幹システムのデジタル化が始まり、レセプトコンピュータの導入などが進められました。また、1989年には「高齢者保健福祉推進十カ年戦略(ゴールドプラン)」が策定され、高齢者医療・介護の基盤整備も本格化しました。医療技術の進歩と相まって、日本人の平均寿命は飛躍的に延伸し、医療システムは着実な発展を遂げました。

2000〜10年代は「**医療3.0**」、**成熟期**に相当します。電子カルテの導入やレセプトの電子化が進み、医療のIT化は一層加速しました。しかし同時に、この時期から医療システムの綻びも見え始めます。少子高齢化の進行による社会保障費の増大、医師の地域偏在、救急医療の疲弊など、様々な課題が顕在化してきたのです。

そして現在、私たちは「**医療 4.0**」の時代に入っています。AI（人工知能）やIoT（モノのインターネット）ビッグデータなど、第 4 次産業革命の技術が医療現場に急速に浸透しつつあります。しかし、これは単なる技術革新の時代ではありません。むしろ、従来の医療システムが「**衰退期**」に入りつつある中で、その限界を突破するための重要な分岐点といえます。

2. 既存医療モデルの限界

私がかねてから警鐘を鳴らしているように、このまま従来モデルの延長線上で改革を進めても、医療システムの持続可能性は担保できません。なぜなら、1960 年代に確立された制度の前提条件が、根本から崩れているからです。

最も深刻な問題は、**人口構造の激変**です。国立社会保障・人口問題研究所の推計によれば、2035 年には高齢化率が 33.4% に達し、約 3 人に 1 人が高齢者という状況になります。特に注目すべきは、この時期に「団塊ジュニア」世代が 65 歳以上となることです。医療需要が急増する一方で、それを支える生産年齢人口は減少の一途をたどります。

さらに、2024 年から始まった**医師の働き方改革**により、医療提供体制は大きな転換を迫られています。多くの病院が医師の時間外労働に依存して診療体制を維持していましたが、労働時間の年間上限規制の導入により、この体制は維持できなくなっています。その結果、病院における医療提供能力が、働き方改革前の約半分まで低下する可能性すら指摘されています。

デジタル化の遅れも深刻な問題です。欧米諸国ではデジタルヘルスの導入が急速に進んでいますが、日本の医療現場では依然として紙カルテが使われるなど、デジタル化が大きく立ち遅れています。医療 DX（デジタルトランスフォーメーション）への対応の遅れは、医療の質と効率性の両面で国際競争力の低下を招きかねません。

3. 2035 年に迫る医療崩壊シナリオ

このような状況下で、2035 年には以下のような医療崩壊シナリオが現実のものとなる可能性があります。

第一に、**医療機関の経営破綻の連鎖**です。人口減少地域では患者数の減少により収入が縮小し、都市部では過剰な医療機関の淘汰が進むでしょう。その結果、地域による医療格差がさらに拡大し、医療アクセスの不平等が深刻化することが懸念されます。

第二に、**医療人材の急速な流出**です。働き方改革による労働時間規制は、現場の人手不足をさらに深刻化させる可能性があります。特に救急や産科など、24時間体制が必要な診療科では、持続可能な診療体制の維持が困難になります。

第三に、**医療の質の低下**です。医療費の増大が財政を圧迫する中、診療報酬の抑制が強化される可能性が高く、それは必然的に医療サービスの制限や患者負担の増加につながります。結果として、必要な医療が受けられない「医療難民」が増加する恐れがあります。

4. 危機をチャンスに変える転換期

しかし、このような危機的シナリオは、必ずしも避けられない運命ではありません。むしろ、この危機は新たな成長曲線を描くチャンスともなり得ます。そのカギとなるのが**「新医療 1.0」**という考え方です。「医療4.0」の衰退期の時期を、「新医療1.0」として新しい時代の医療が始まるタイミングととらえ直すのです。

これは、単なる既存システムの改良や延命ではありません。医療の本質は守りながらも、提供の仕方や経営の考え方を根本から見直す、**パラダイムシフト**を意味します。

65歳以上の高齢者人口がピークに達すると予測される2040年に向けてその途中である2035年は、日本の医療が重大な分岐点を迎える年になるはずです。医療システムの持続可能性が根本から問われる中、私たちには新しい発想と行動が求められています。その第一歩として、渋沢栄一の「論語と算盤(そろばん)」の思想から大いに学べると考えています。

図 プロダクトライフサイクルと「日本の医療」

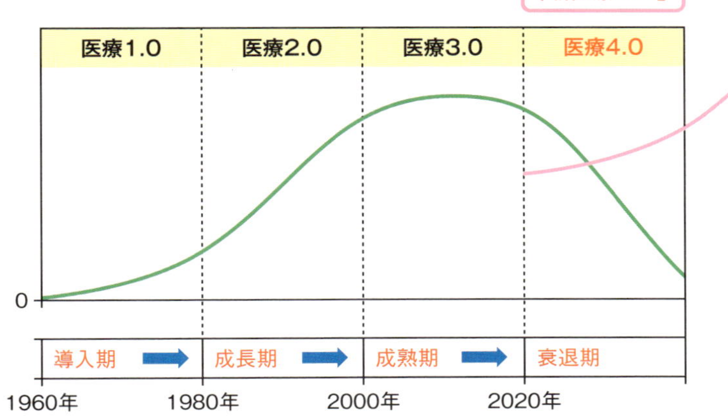

「医療4.0」が1960年代からの連続（緑線）では、医療は衰退に向かう。
今こそ、次の成長カーブ「新医療1.0」（ピンク線）を実践・社会実装していくべき。

表 プロダクトライフサイクルとして捉えた日本の医療の変遷

導入期	**医療 1.0**	1960～70 年代	・現在に至る日本の医療制度が確立 ・国民皆保険制度の開始
成長期	**医療 2.0**	1980～90 年代	・医療現場の基幹システムのデジタル化 ・ゴールドプラン策定
成熟期	**医療 3.0**	2000～10 年代	・医療現場の電子化の進展 ・子カルテ導入、レセプト電子化
衰退期？	**医療 4.0**	2020 年代～	・第 4 次産業革命の技術が医療現場を激変させる ・医療の「多角化」「個別化」「主体化」が進む

03 渋沢栄一「論語と算盤」に学ぶ道徳と経済の調和

2035年の医療崩壊を回避し、2040年に向けて新しい医療を創造していくために、私たちはどのような価値観を持つべきでしょうか。この問いに対する重要な示唆を与えてくれるのが、**渋沢栄一**の「**論語と算盤**」という思想です。

1. 渋沢栄一の基盤思想

渋沢栄一は、今さら言うまでもないかもしれませんが、日本における近代資本主義の父と呼ばれる実業家です。しかし彼は、単なる営利追求者ではありません。むしろ、**「道徳」と「経済」は決して相反するものではなく、むしろ両立させてこそ真の社会発展が実現できる**と考えていました。この思想を集大成したのが『論語と算盤』という著作です。

渋沢は言います。「われわれが営利を求めるのは、ただに一身一家の生活のためのみならず、その営利を通じて社会の公益を進め、そうして自己の利益と他人の利益とを一致させようとするのである」と。つまり、経済活動の目的は単なる私利私欲の追求ではなく、社会全体の発展に寄与することにある、という考え方です。

この思想は、今日の医療が直面している課題に対して、重要な示唆を与えてくれます。医療の世界では長らく、「医は算術に非ず」という考え方が支配的でした。確かに、人の命を救い、健康を守ることは崇高な使命です。しかし、その使命を持続的に果たすためには、**確かな経済的基盤**が不可欠なのです。

渋沢の思想に学ぶなら、医療における「道徳」と「算盤」も決して対立するものではありません。むしろ、両者を高い次元で統合することこそ、これからの医療に求められる姿勢といえます。

2. 具体例で見る道徳と算盤の融合

例えば、予防医療の推進を考えてみましょう。従来型の「治療」だけでなく、健康増進や疾病予防にも力を入れることは、患者の生活の質を高めると同時に、医療費の抑制にもつながります。また、デジタル技術の活用により、医療の質を向上させながら効率化を図ることも可能です。これらは、まさに**道徳と経済の両立**を体現する取り組みといえます。

医療における「道徳」とは何でしょうか。それは単に「**患者第一**」というスローガンではありません。真の意味での患者第一とは、持続可能なかたちで質の高い医療を提供し続けることを意味します。そのためには、医療機関の健全な運営や、医療従事者自身の働きがいと生活の質も同時に確保しなければなりません。

一方、医療における「算盤」も、単なる利益追求とは異なります。それは、限られた医療資源を最適に配分し、より多くの人々に価値を届けるための手段です。適切な収益を確保することは、医療の質を向上させ、人材を育成し、新しい医療サービスを開発するための必要条件なのです。

3. 道徳と算盤の統合を支える3つの要素

このように考えると、**医療における道徳と算盤の統合**とは、以下のような要素で構成されると考えられます。

第一に、**持続可能性の重視**です。短期的な収支だけでなく、長期的な視点で医療サービスの継続性を確保することが重要です。そのためには、適切な投資と還元のサイクルを確立する必要があります。

第二に、**価値創造の最大化**です。医療資源を効率的に活用することで、より多くの患者により良い医療を提供することが可能になります。これは経済的な効率性と医療の質の向上を同時に実現する取り組みです。

第三に、**多様なステークホルダーとの共生**です。患者、医療者、保険者、企業など、様々な関係者の利害を調整し、全体最適を図ることが求められます。

4. 現代医療への道徳経済合一説の完成

このような考え方は、まさに渋沢栄一が説いた「道徳経済合一説」の現代医療における実践といえます。彼は、利益を追求しながらも公益を実現する「合本主義」を提唱しましたが、これは今日の医療が目指すべき姿と重なります。

ただし、このような統合を実現するには、「**医療者自身の意識改革**」が不可欠です。従来の価値観や働き方にとらわれず、新しい可能性に目を向ける必要があります。それは決して医療の本質を損なうものではなく、むしろその本質をより確かなかたちで実現するための進化です。

渋沢栄一は「算盤」(経済)がなければ、いかなる「論語」(道徳)も画餅に帰すと説きました。2035年の危機を回避し、2040年の新しい医療を創造するために、私たちはこの洞察の意味を改めて考える必要があります。

04 医療者に求められる新しい思考法（OS）とは

2035年の医療崩壊を回避し、2040年に向けて新しい医療を創造するために、最も重要なのは医療者自身の変革です。しかし、それは単に新しい知識やスキルを習得することではありません。より本質的な「**思考法（OS）**」**のアップデート**が必要なのです。

1. OSという比喩が示す思考法の基盤

なぜ「OS」という表現を用いるのでしょうか。それは、コンピュータのOSが全てのソフトウェアの動作を規定するように、私たちの思考法も全ての行動や判断の基盤となるからです。医学教育で習得した専門知識やスキルは、いわば「アプリケーション」のようなものです。どんなに優れたアプリケーションも、古いOSでは十分に機能しません。同様に、既存の思考法のままでは、新時代の医療に対応することはできないのです。

2. アップデートが求められる4つの領域

では、具体的にどのような領域でアップデートが必要なのでしょうか。本書の2章では、以下の4つのゾーンに分けて説明をしていきます。

第一に、**「お金」の領域**では**経済的価値観のアップデート**です。従来の医療者は「お金」や「経営」を忌避する傾向がありました。しかし、持続可能な医療を実現するためには、経済的な視点も重要です。これは決して医療の本質を損なうものではなく、むしろその本質をより確実に実現するための必須要素です。

第二に、**「キャリア（働き方）」の領域**では**職業観のアップデート**です。医師＝診察室で患者を診る人、という固定観念から脱却する必要があります。医療の知識や経験は、実に様々なかたちで社会に貢献できる可能性を秘めています。起業家として、経営者として、あるいは政策立案者として、新しい医療の姿を創造していく——そんな選択肢にも目を向ける必要があります。

第三に、**「価値提供（事業・マーケティング）」の領域**では、**医療サービスの創造と展開に関する考え方のアップデート**です。デジタル技術の活用や新しいビジネスモデルの構築を通じて、医療の価値をより効果的に届ける方法を探る必要があります。それは単なる効率化ではなく、医療の本質的な価値を最大化するための取り組みです。

第四に、**「生き方」の領域**では**人生観のアップデート**です。医療者としての使命を果たしながら、いかに充実した人生を送るか。仕事と人生の新しい統合のかたちを模索する必要があります。それは「ワーク・ライフ・バランス」という言葉では表現しきれない、より本質的な生き方の再定義といえます。

これら４つの領域は、互いに密接に関連しています。例えば、価値観の変化は新しいキャリアの可能性を開き、働き方の変革は人生観の再構築につながります。その意味で、思考法のアップデートは総合的に行われる必要があります。

3. 思考法アップデートの実践ステップ

では、具体的にどのようにしてこのアップデートを進めればよいのでしょうか。本書では、以下のようなステップを提案します。

まず１章では、2025年から2040年までの医療の未来を見据え、医療・健康市場、医療機関、薬局・ドラッグストア、製薬企業、医療機器企業、医薬品卸企業そして価値観とライフスタイルの未来について考察します。

次に２章では、４つの領域における具体的な思考法の転換を解説します。それぞれの領域で「なぜ変える必要があるのか」「何を変えるのか」「どう変えるのか」を、具体例を交えながら詳しく説明していきます。そして３章では、このような変革を経て実現される2040年の医療の姿を展望します。それは、**技術と人間性が調和し、持続可能性と質の高さを両立した新しい医療モデル**となるはずです。

重要なのは、このアップデートが単なる「理想論」ではないということです。むしろ、医療崩壊を回避し、質の高い医療を持続的に提供し続けるための「**現実的な必然**」なのです。実際、すでに多くの医療者が、従来の枠を超えて新しい医療のかたちを創造し始めています。

4. 先駆者たちに学ぶ新たな医療の可能性

これらの先駆者たちに共通するのは、医療の本質を大切にしながらも、従来の価値観や方法論に縛られない柔軟な思考法を持っているということです。彼らは**「医療×ビジネス」**という新しい視点で課題を捉え、創造的な解決策を生み出しています。本書は、そのような変革に挑戦しようとする医療者のための実践的なガイドとなることを目指しています。具体的な事例や方法論を豊富に紹介しながら、思考法のアップデートに必要な視点と実践知を提供していきます。

1章

医療の未来を見据えて（2025～2040年）

05 医療・健康市場の未来

2025年以降、医療・健康市場は世界的な人口動態の変化や気候変動、パンデミックなど多岐にわたる要因によって再定義されていきそうです。ユニバーサル・ヘルス・カバレッジや高齢化への対応、さらにはICTの活用や経済安全保障の観点から、新たな課題とチャンスが交錯する時代がやって来ています。ここでは、医療・健康ビジネスを取り巻く未来の環境と、その主要トレンドを整理します。

1. 世界の人口動態と医療・健康市場の拡大

医療・健康市場の成長をけん引するのは、世界規模で拡大する医療・健康需要です。先進国では高齢化が進行し、慢性疾患や認知症に対するケアへの需要が高まる一方、新興国でも経済発展に伴って医療サービスや健康意識が拡大しています。国連が推進する**すべての人が必要な医療サービスを、経済的な困難に直面することなく利用できる状態**である**ユニバーサル・ヘルス・カバレッジ**（Universal Health Coverage：UHC）の理念が普及することで、公的保険の拡充や安価な医療アクセスが広がり、医療機器や医薬品市場はさらなる拡大が見込まれます。

また、人口増に伴う都市化が進む地域も多く、感染症と生活習慣病が同時に増える「二重の負荷」の問題が顕在化します。こうした背景が、高齢者ケアや予防医療、感染症対策など幅広い領域でのイノベーションを促し、市場規模の一層の成長へとつながる可能性が高いと考えています。

2. 社会経済構造の変化とパンデミックの影響

コロナ禍以降、社会経済構造の変化は、医療・健康産業に大きな波及効果をもたらしています。リモートワークやオンライン学習が浸透し、働き方改革とデジタル化が同時に進行しました。パンデミック対応で明らかになったサプライチェーンの脆弱性を見直す動きや、地域コミュニティとのつながりを取り戻す「関係人口」への再評価など、新たなキーワードが登場しています。

同時に、感染症リスクと非感染症（慢性疾患）双方への備えが重要視され、ポストコロナ財政の圧力は医療の効率化を加速しています。またニューノーマル対応の流れに沿って、オンライン診療やAIによる疫学予測など、ICTの活用が急拡大しています。これらの変化は、保健医療制度の改革や保険商品の見直しにも影響していて、経済と健康のバランスを探る時代へ移行しています。

3. プラネタリーヘルスと経済安全保障：医療の新たな課題

近年、医療・健康分野は2つの大きな課題に直面しています。1つは**経済安全保障**です。ワクチンや医療機器のサプライチェーン維持、先端テクノロジー（AI、バイオ、量子技術など）の開発競争が国家の重要課題となっています。

もう1つは、**プラネタリーヘルス（地球規模の健康）**という新しい視点です。人類の健康と地球環境は密接に結びついており、気候変動や生態系の破壊は直接的に人々の健康に影響を及ぼします。水不足、大気汚染、生物多様性の喪失は、新たな医療課題として認識されるようになりました。

今後は、医療システム自体の環境負荷を低減しながら、人々の健康と地球環境の両方を守る「**プラネタリーヘルスケア**」の実現が求められます。グリーンテックやSDGsテックとの連携を通じて、環境と健康を統合的に捉えた新たな医療モデルの構築が進みます。

4. テクノロジーの進化が描く未来：ネットワーク社会とイノベーション

医療・健康の進化は、通信速度の飛躍やデジタル化の加速によってさらに加速する見込みです。メタバースの深耕や携帯端末の低価格・小型化、そしてグローバルネットワークの形成によって、人々の健康意識や医療アクセスは世界規模で拡張されます。生産性向上を目指すAIやRPA（ロボティック・プロセス・オートメーション）の普及、コミュニティ形成を容易にするオンラインプラットフォームの発達も含め、メガ企業やテクノロジー企業が支配的な地位を築く可能性があります。

一方で、セキュリティリスクの増大やディープテック・ムーンショット分野の展望など、新技術の普及には課題も伴います。ブロックチェーンによる透明性の確保や、ロボット・テクノロジーによる労働力の置き換えが進むなかで、人間らしい労働やコミュニケーションがどのような価値を持つかが改めて問われる時代となりそうです。

まとめ

世界人口の変動やポストコロナの財政圧力、地球環境の変化、そしてテクノロジーの急激な進歩――これら複合的要素が、医療・健康ビジネスを革新的に作り変えています。高齢化や感染症リスクへの対応から経済安全保障まで、幅広い領域との連携が不可欠となり、新しいサービスや産業モデルが次々と誕生すると予想しています。

06 医療機関の未来：①構造変化への挑戦

2025年以降、病院経営は機能の明確化や外資の参入、リテールクリニックの拡大などを背景に、大きな転換期を迎えそうです。従来の「総合病院」という枠組みだけでは対応しきれない専門性や多様な患者ニーズ、そしてグローバル化の波が押し寄せ、病院の在り方を大きく変えようとしています。本項では、病院がどのように機能を再編し、新たなスタイルを模索するのか、主要な動向と将来像を探ります。

1. 機能再編と大型化：明確化する専門性

まず注目すべきは、病院が提供する**機能の“取捨選択”**が進んでいる点です。高度急性期医療を担う病院と、慢性期やリハビリに特化した施設など、それぞれの強みを明確に打ち出すことで効率化とサービス向上を実現しようとしています。救急や高度医療に集中し、ハイエンドの設備と専門スタッフを揃える病院がある一方、地域密着型の病院やクリニックは在宅ケアやリハビリなどの継続的ケアを重視する施設もあります。これに伴い、大型化やM&A（合併・買収）が活発化する動きも見逃せません。資金力や経営ノウハウを共同で活用することで、より充実した医療サービスと安定した収益構造を狙う病院が増えています。海外には巨大な医療法人グループが複数存在し、大規模な病院網や専門技術で世界的な評価を得ていますが、日本でも同様の動きが加速する可能性が高いです。

2. グローバル化と外資参入：外国人向け市場の拡大

近年、世界的にヘルスケア需要が増大しており、グローバル展開する医療法人や外資系企業の参入が日本の病院市場にも波及しえます。先端技術や自由診療のノウハウを持つ海外資本が、日本でクリニックを開設したり高度医療を提供する動きが顕在化する可能性は十分にあるはずです。こうした外資の流入は価格競争や医療サービスの差別化を促し、日本の病院経営にも新たな価値観やビジネス手法がもたらされるかもしれません。

また、外国人向け医療や医療ツーリズム市場の成長も注目点です。多言語対応や海外保険への対応など、高付加価値のサービスを整えることで富裕層や稀な疾患の治療を求める患者を取り込み、経営の柱に据える病院も増えています。結果的に専門領域の高度化や病院のブランド力向上が進み、競合との差別化に成功するケースもあります。

3. 専門領域の高度化と医療ビッグデータの活用

医療分野ではAIやビッグデータの活用が加速し、診断や治療の精度が急速に向上しています。電子カルテや画像診断データを統合・解析し、個々の患者リスクを詳細に把握することで、オーダーメイドの治療や予防策を提案できる病院が増加中です。こうした技術革新は、がんや心臓病といった重篤疾患だけでなく、リハビリや栄養指導など幅広い領域に波及し、病院の専門性をさらに際立たせる要因となっています。一方、働き方改革のニーズが高まるなか、医療スタッフの負担軽減や勤務環境の改善も急務です。業務の一部をAIやRPAへ置き換えれば、医師や看護師は患者ケアに集中でき、生産性と患者満足度の両方を向上させることが可能となります。ただし、導入コストやデータセキュリティの確保など解決すべき課題も多く、慎重な計画と運用が求められます。

4. 新たな運営モデル：マルチホスピタルやリテールクリニック

医療法人が複数の病院を束ねて運営する **"マルチホスピタルシステム"** が台頭し、資金や人材、ノウハウを複数拠点で共有する動きが広がりつつあります。これにより医師の専門性を効率的に配分し、質の均一化とコスト削減を同時に狙うことが可能になります。一方、株式会社形態で病院を経営する是非についての議論も継続しており、利益追求と公共性のバランスをどう取るかが焦点となっています。さらに、商業施設や薬局と提携した **"リテールクリニック"** が増え、低コストかつ利便性の高い医療サービスを提供するビジネスモデルが定着しつつある点も見逃せません。メガプラットフォーマーとの連携でオンライン診療や健康管理アプリを展開する事例もあり、「待ち時間問題」を解消する「簡易・迅速・アクセス良好」なクリニックは、従来型の病院や診療所と競合・補完関係を築いていくと考えています。

まとめ

2機能の切り分けと再編、海外資本の参入、ビッグデータを活用した専門医療の高度化が大きな潮流となりそうです。さらにはマルチホスピタルやリテールクリニックの台頭など、新たな運営モデルが続々と登場し、患者ニーズへの対応が一段と多様化します。こうした変革を通じて、より効率的で先進的な医療提供体制を構築する一方、公共性やスタッフの働きやすさをどう確保するかが、病院経営の重要なテーマとなります。

07 医療機関の未来：②予防・先制医療への転換

再生医療や遺伝子治療など、最新テクノロジーが医療の概念を大きく変え始めています。先制医療や超個別化医療を追求する動きが、従来の「病気になってから治療する」という発想から脱却し、未病・予防の段階で最適な医療を提供する環境を整えつつあります。ここでは再生医療をはじめとする先端技術の可能性と、医療データ活用の重要性を概観します。

1. 再生医療の可能性と先制医療への期待

臓器や組織を再生させる技術は、従来の外科的治療とは異なり、“自分自身の細胞”を材料とする点に大きな強みがあります。研究が進むにつれ、心臓病や神経疾患など、これまで根治が難しかった病気にも応用できる可能性が高まり、**再生医療**が有望市場として世界的に注目を集めています。

一方、**先制医療**の分野では、患者が症状を自覚する前にリスクを察知し、生活改善や早期介入につなげる体制が整いつつあります。ここではライフログやウェアラブルデバイスから収集される日常データが鍵を握り、患者個々の情報を分析して健康維持や予防に活かす流れが加速しています。こうした**再生医療と先制医療の融合**が、新たな治療コンセプトを生み出していきそうです。

2. 治験プロセスの効率化と医療データ活用

新薬や先端技術の普及を加速させるには、**治験プロセスの効率化**が不可欠です。従来の治験は参加者の募集やデータ管理に膨大な時間とコストを要していましたが、電子カルテやビッグデータの活用により、適切な被験者をスピーディーに選定できる仕組みが整いつつあります。さらに、医療データの収集・解析が高度化することで、個別のリスクや治療反応をより正確に把握できるようになり、新薬開発やカスタマイズされた治療プランに役立つのです。ただし、データのセキュリティやプライバシー保護は強化が必須であり、研究者・医療従事者・企業が連携しながら最適な運用体制を構築することが重要な課題です。

3. 遺伝子治療の進化と超個別化医療

遺伝子治療は予防・先制・再生といった医療概念を支える技術として、急速に進歩を遂げています。遺伝情報をもとに個人の体質や病気の発症リスクを診断し、ピンポイントで治療を行うことで、副作用の軽減や高い治療効果を狙える点が大きな特徴です。また、遺伝子情報の取り扱いに関する社会的議論も活発化し、遺伝子編集の倫理や保険適用の是非など、クリアすべき課題は多岐にわたります。それでも、超個別化医療の追求は、患者一人ひとりに最適化された治療を提供し、医療全体の質を底上げする手段として高い期待を集めています。

4. 美容・アンチエイジングと医療の境界線

近年、再生医療や遺伝子治療の成果は**美容・アンチエイジング領域**にも波及し、単なる“見た目の若返り”を超えた身体機能の維持や健康寿命の延伸へと視野を広げています。例えば、自己細胞を活用した肌再生や関節の修復技術は、美容外科やリハビリの境界を曖昧にし、統合的ケアを提供するクリニックが台頭しつつあります。こうしたトレンドは、予防医療や健康増進の意識を高めるきっかけともなり、病院や医療機関にとっても新たな収益源として注目されるようになりました。しかし、アンチエイジングと医療行為の境界線をどこに引くかは依然として議論が絶えず、規制や安全性確保の面で慎重なアプローチが求められています。

まとめ

再生医療や遺伝子治療、先制医療などのテクノロジーの進化は、病院の未来像を大きく書き換えつつあります。治験の効率化や医療データの活用により、新薬開発から超個別化医療まで飛躍が期待できる一方、プライバシーや倫理的課題への配慮は不可欠です。こうした多様な要素を統合しながら、患者中心の新時代の医療がどこまで実現できるかが、今後の大きな焦点となっていきます。

08 医療機関の未来：③クリニックの新業態

クリニック市場では、利便性を追求する動きが加速し、365日診療やチェーン化による「コンビニ化」が進んでいます。医師の働き方改革やICTの導入も相まって、従来の個人経営型から多様な経営スタイルへ変容も広がっていくのではないでしょうか。ここでは、こうした診療所の未来像を多角的に探ってみます。

1. 診療所市場の現状と365日診療の台頭

まず、診療所市場の大きな変化として、365日診療をはじめとした「いつでも受診できる」環境の整備が進んでいます。高齢化社会における慢性疾患の増加や、忙しい現代人のライフスタイルに対応するため、夜間・休日の診療ニーズが高まり、一般的なクリニックでも祝日対応や長時間営業に踏み切る例が増えています。こうした取り組みによって、従来の「平日昼のみ」という診療枠を超え、**コンビニ感覚で利用できる医療サービス**が浸透し始めています。一方で、休日や夜間に対応するための人員確保やコスト増加も課題となり、経営側にとっては新たな挑戦とリスクの両面を伴う状況といえます。

2. チェーン化とフランチャイズ：新たな運営モデル

診療所のチェーン化が進む背景には、安定したブランド力やマネジメントノウハウの共有によって、開業リスクを抑えつつ一定の収益を確保したいという意図が読み取れます。直営によるチェーン形態は、本部が運営全体をコントロールしやすいメリットを持つ一方、投資コストが高くなりやすいデメリットも抱えます。これに対してフランチャイズモデルでは、加盟医師が一定の指針やシステムを利用しながら、比較的自由度の高い経営を行える反面、本部との連携や利益配分などで調整が必要になります。どちらにしても、「ブランドの統一」「サービスの安定供給」「ICTの集中的活用」などが実現しやすく、従来型の単独クリニックに比べてコスト競争力とマーケティング力が高まるのが特徴といえます。

3. ICT 投資と病院系列との競合

ICT 投資の増大は、診療所の受付システムや電子カルテの導入、オンライン診療など、多方面で診療効率と患者サービスの向上に寄与しています。これにより、予約から決済、診療履歴の管理まで一元化できる**「スマートクリニック」**が普及し始め、来院者の待ち時間短縮や医療スタッフの業務負荷軽減が期待されます。一方で、こうしたシステムや医療機器への投資を先行できるのは資本力のあるチェーンや法人が多く、個人経営クリニックとの格差が広がる懸念も指摘されています。さらに、大規模病院が系列クリニックを展開する動きも見られ、病院のブランド力や専門医連携が強みとして支持を集める例も増加中です。結果として、患者の選択肢が一層多岐にわたる状況が生まれています。

4. 医師余り時代と多様化するキャリアパス

医師の数が増加傾向にある一方で、勤務医の過密労働を解消する働き方改革が進み、医師としてのキャリアパスも大きく変わり始めています。中にはフランチャイズ診療所での独立開業を目指す医師もいれば、オンライン診療や専門外来に特化してスキルを活かす道を選ぶ医師も少なくありません。こうした流れは、診療所の運営形態やスタッフ構成にも大きく影響し、医師同士で役割を分担したり、看護師や薬剤師との連携を強化したりする動きが加速しています。結果的に、診療所が“コンビニのように”身近で多様なサービスを提供しつつ、医師やスタッフの負担軽減も図る、持続可能なビジネスモデルの模索が活発化しています。

まとめ

診療所は 365 日営業やチェーン展開、ICT 投資などを通じて“コンビニ化”の様相を強め、より手軽に利用できる医療サービスへと進化しています。この背景には、医師余りや働き方改革といった労働環境の変化も大きく影響しています。今後はフランチャイズや大病院系列のモデルが増加する一方、ICT を軸に差別化を図る動きも加速します。患者にとって身近かつ多彩な選択肢が広がる中、診療所の存在意義はますます重要となりそうです。

09 薬局・ドラッグストアの未来

薬局・ドラッグストア業界は、高齢化と医療費抑制、さらにはデジタル技術の進展によって大きな岐路に立たされています。調剤薬局の地域包括ケアへの連携や、ドラッグストアへの他業種の参入は、市場構造を根本的に変える可能性があります。オンライン販売や処方薬の配送自由化、さらには医療DXや規制緩和の動きが加速するなかで、業界全体は新たなサービスモデルを模索せざるを得ません。

1. 調剤薬局と地域包括ケア：環境変化と参入競争

調剤薬局を取り巻く環境は、高齢化社会による慢性疾患患者の増加と、医療費抑制への圧力が2大要因です。患者が複数の医療機関を受診するケースが増え、薬歴管理やポリファーマシー対策が強く求められる一方、地域包括ケアシステムとの連携も欠かせない状況です。こうした変化の中で他業種からの参入が相次ぐ理由は「医療と生活が近接する場」でのビジネスチャンスにあります。また、**リフィル処方箋**や**後発医薬品**の活用が進むことで調剤業務が定型化される一方、薬剤師には在宅訪問や服薬指導など高度なケアが求められ、業務内容の二極化が進む可能性もあります。医療DXの発展により、電子カルテや遠隔服薬指導など新たなシステム導入が進む反面、こうした変化に適切に対応できない薬局は淘汰のリスクを抱えます。結果的に、地域住民の“かかりつけ薬局”として信頼を獲得し、マルチタスクをこなせる薬剤師を育成することが、今後の調剤薬局の重要な成長戦略となります。

2. ドラッグストアの現状とECとの競合

ドラッグストア市場は、日用品の低価格戦略や幅広い品ぞろえで利用者を獲得してきましたが、**EC（電子商取引）**の台頭が従来型の集客を脅かし始めています。Amazonなどのオンラインモールが OTC医薬品（市販薬）や生活雑貨を迅速に配送するサービスを拡充する中、ドラッグストアは実店舗ならではの接客や即時購入の利便性をどう生かすかが課題です。一方、スイッチOTCやセルフメディケーション税制の普及は、軽度の体調不良や慢性疾患の管理を自分で行う風潮を加速させ、ドラッグストアへの来店動機を高める要因にもなっています。店頭で薬剤師が簡易カウンセリングを行い、OTC医薬品を適切に選択できる仕組みは、オンラインとの差別化となる可能性があります。実店舗とネット、両方の利点を掛け合わせた**“オムニチャネル戦略”**の構築が重要となります。

3. 薬局・ドラッグストアの融合とICT活用：バリューチェーン競争

近年、薬局とドラッグストアの機能を融合させた店舗が増え、調剤設備と日用品販売を併設する形態が主流化しつつあります。これにより、来店客は医薬品や日用品、健康食品などを一度に購入でき、利便性が格段に向上しています。また、地域住民にとっても「健康管理と買い物が同じ場所で完結」する点が評価され、セルフメディケーションを支援する場として重宝されるケースも多いです。

この背景には、ICTの活用が欠かせません。処方箋データの電子化や遠隔服薬指導の導入、さらには需要予測システムの整備によって、在庫最適化とコスト削減を同時に実現する店舗が登場しています。また、バリューチェーン化競争の一環として、医薬品卸や物流企業、さらには保険会社やヘルステック企業との連携が加速しています。オンライン決済やアプリによるポイント制度を取り入れたサービスが充実することで、従来の**「店頭販売」から「統合的な健康プラットフォーム」への進化**が目指されています。

4. 規制緩和と将来シナリオ：ドローン配送から診療報酬改定まで

医療・健康分野の規制緩和は、処方薬の配送自由化やドローンを活用した遠隔地への医薬品供給など、新たなビジネスチャンスをもたらしています。特に過疎地域や高齢者が多いエリアでは、ドローン配送が既存の物流インフラを補完し、医薬品をタイムリーに届ける手段として期待されています。

こうした変化は、医薬品卸業界の再編にも波及し、遠隔モニタリングやアプリによる服薬指導などのサービスを統合的に提供する事業者が台頭します。プライマリー・ケア・シフトの観点からも、薬局が医療の入口として患者を適切に案内する役割がより求められます。今後は、店舗を拠点にヘルスケア全般をカバーする**“地域密着型プラットフォーム”**を構築できるかが勝負の分かれ目となりそうです。

まとめ

薬局・ドラッグストア業界は、調剤機能の高度化やOTC医薬品のセルフメディケーション促進、オンラインとの競合・連携など、大きな転換期を迎えています。地域包括ケアへの寄与やICTを活用したバリューチェーンの強化、さらに規制緩和による配送手法の多様化が進むなかで、業態の垣根が次第に薄れていきます。こうした変化を捉え、統合的な健康プラットフォームを目指す戦略が、将来の成長につながりそうです。

⑩製薬企業の未来

医療費抑制とグローバル競争の激化に伴い、製薬業界は生き残りをかけた大胆な変革を迫られています。バイオ医薬品や再生医療、先端テクノロジーの台頭によって、これまでの新薬開発プロセスや市場構造が大きく揺らぎ始めました。ここでは、製薬業界の動向を多角的に整理し、未来を展望します。

1. バイオ医薬品とメガファーマ競争：環境変化と成長分野

まず注目すべきは、バイオ医薬品や抗がん剤を中心とした領域での急成長です。悪性腫瘍向け医薬品は研究開発資金が潤沢に投じられ、革新的な治療薬が相次いで登場しています。こうした分野では、**メガファーマ**と呼ばれる巨大製薬企業同士の競争がさらに激化し、大型化や企業再編を通じて専門性の高いパイプラインを獲得しようという動きが加速しています。

同時に、バイオテクノロジーとデジタル技術を組み合わせた**クロステック**の波が新薬開発にも波及し、治験の効率化や個別化医療の実現が進みつつあります。特に、バイオシミラーや再生医療関連製品の成長は著しく、CDMO（医薬品受託製造）の需要も急上昇しています。企業は設備投資や提携戦略を通じて、バリューチェーン全体を最適化する必要に迫られています。こうした変化を先取りする企業こそが、次世代のリーダーとして台頭する可能性が高いです。

2. 新興国シフトと医療費抑制：開発・市場戦略の再構築

先進国での医療費抑制が強化されるなか、新興国市場が成長ドライバーとして注目を集めています。人口増加や所得向上による医薬品需要の拡大が見込まれる一方、薬価や流通体制、知的財産権の扱いなど課題も山積みです。それでも欧米や日本の製薬企業は、開発拠点や販売網を新興国へシフトし、特に中国やインドを中心に事業を拡大する動きが顕著になっています。

ドラッグラグや**ドラッグロス**といった問題も浮上しており、いかに新薬をグローバルに展開しつつ、不要在庫や地域格差を低減するかが大きなテーマです。ペット向け医薬品など、従来とは異なる領域への進出も視野に入れながら、企業は研究開発のポートフォリオを再構築し、新興国市場に適した製品ラインナップを模索しています。医療費抑制の圧力と新興国需要の拡大という二律背反を乗り越えるためにも、ローカライズ戦略と効率的なサプライチェーン構築が欠かせません。

3. 先端テクノロジーのインパクト：再生医療・BMI・サイボーグ化

再生医療や遺伝子治療は「治療から予防・根本解決へ」を掲げる新しい医療パラダイムを形成しつつあります。臓器再生や遺伝子編集により、従来の投薬中心のアプローチが変革され、根治を目指す治療法が広がる可能性があるのです。また、BMI（ブレイン・マシン・インターフェース）やサイボーグ化技術の発展は、医療とテクノロジーの境界を一層曖昧にし、身体機能の拡張や神経疾患の新たな治療法に道を開くと期待されています。これに伴い、製薬企業も医療機器メーカーやIT企業と連携しながら“医工融合”や“デジタル医療”の研究開発を推進しています。AIを活用した薬物探索や治験プロセスの効率化も進み、POC（概念実証）の短期化により、有望な新薬や治療技術が速やかに市場へ投入されます。ソフトウェアやロボット技術との境界が融合した新しい産業構造へと向かいつつあります。

4. 消費者接点の変化：専門窓口化と製薬企業の進む道

規制緩和やデジタル化が進行するなか、医薬品販売のチャネルが多様化しつつあります。処方薬を含めた専門窓口の整備やオンライン診療との連携により、患者はより簡単に薬を入手できるようになる一方、製薬企業にとっては従来のMR（医薬情報担当者）活動だけでは十分に市場への影響力を保てなくなるリスクがあります。

こうした状況に対応するため、製薬企業は直接患者とコミュニケーションを図るデジタルプラットフォームを模索し、健康管理サービスや予防医療のサポート領域に参入する動きが活発化するのではないでしょうか。さらに、遺伝子や再生医療分野での共同研究やスタートアップ投資を強化し、多様な技術オプションを取り込むことで、より包括的なソリューションを提示しようとしています。今後、製薬企業が医療従事者と患者の双方に向けた「トータルヘルスケア・パートナー」を目指すことで、業界の勢力図を塗り替えることができると考えています。

まとめ

医療費抑制や新興国シフト、先端テクノロジーの進展など、多くの変数が絡み合うなかで、製薬業界は新たな事業モデルを模索しています。バイオ医薬品や再生医療、サイボーグ化といった革新的技術が、従来の“治療”概念を根本から変える可能性も大いに秘めています。今後は大手製薬企業を中心に、医療機器・IT企業などとの連携を深化させ、予防や根治へと向かう次世代の医療エコシステムを築き上げる流れが加速します。

⑪ 医療機器企業の未来

医療機器産業は、サービス化競争やバリューチェーンの統合、異業種とのM&Aなど、多方面で大きな変革を迎えています。AIや再生医療、ロボット技術の進化によって、従来の“ものづくり”から“データ・サービス”へとシフトが加速し、プラットフォーム化を狙うプレイヤーも急増中です。ここでは、医療機器業界の近未来像を多角的に探ります。

1. サービス化とバリューチェーン統合：新たな競争軸

医療機器市場では、単なる製品販売から、保守・点検やデータ解析までを含めた“サービス化”が競争の焦点になりつつあります。メーカーがメンテナンスやアフターサポートを強化し、顧客との長期的な関係構築を目指す事例が増加中です。一方で、製品開発から流通、さらには患者へのフォローアップまで一貫して手がける**“バリューチェーン”**の統合も活発化しています。これにより、サプライチェーン全体でのコスト圧縮や品質維持が可能となり、医療現場の課題を包括的に解決できる体制が築かれつつあるのです。さらに、サービスの一元化を通じて付加価値を高めることで、価格競争だけに陥らないビジネスモデルを確立しようという動きが加速しています。

2. 異業種M&Aとプラットフォーム化競争

医療・健康業界と異業種をまたぐM&Aが盛んになり、IT企業や家電メーカー、さらには保険会社が医療機器分野に参入する例が目立ってきました。中国企業も含めた各国プレイヤーが**“プラットフォーム化”**を狙い、ソフトウェア連携やクラウドサービスを強化しています。例えば、検査データや診療情報をリアルタイムで収集し、遠隔地でも高度な診断を可能にするシステム開発が進み、患者・医療従事者双方の利便性を高めています。こうしたプラットフォーム型のビジネスモデルは、従来のハード販売から安定的なサービス収益を生み出すだけでなく、ビッグデータの活用による新たな市場創出にも大きな可能性を秘めています。

3. コモディティ化と新興勢力：GAFAMや中国企業の台頭

医療機器の技術が成熟化する一方で、コモディティ化（一般化）が進み、低価格帯の商品が増えています。その流れの中で、**プライベートブランド（PB）**を展開する企業やスタートアップが参入しやすくなり、競争が激化しています。大手メーカーは付加価値の高いサービスや独自のブランド力で対抗を図ろうとしています。また、GAFAMをはじめとする巨大IT企業がヘルスケア市場へ進出し、ウェアラブル端末や健康管理プラットフォームを手がけるなど、**“医療機器＋デジタルサービス”**という新たな領域が急拡大しています。中国企業も価格優位性とスピード感を武器に国際市場で存在感を高めており、産業構造そのものが大きく変わろうとしています。

4. 検査・治療分野の革新：POC、AI、ロボット、再生医療

検査診断向け医療機器の分野では、**POC**（ポイントオブケア）**技術**が進化し、現場で即時に検査結果を得られるソリューションが広がっています。AI搭載の画像診断機器や生体データ収集装置により、高精度の診断が短時間で可能になり、患者負担の軽減に寄与。治療向け医療機器では非侵襲・低侵襲化が進み、ソフトウェアを組み込んだ再生医療デバイスや手術用ロボットが新たな市場を開拓中です。特に、外科手術のロボット支援や臓器再生技術の進歩が、**“治る医療”**から**“変わる医療”**へとパラダイムを変えようとしています。このように、診断と治療の両面で革新的な機器が登場し、ヘルスケアの在り方を根本から刷新しつつあります。

まとめ

医療機器業界は、サービス化やプラットフォーム化、コモディティ化など多方面にわたって劇的な変容期を迎えています。異業種との連携やM&Aが活発化し、AI・ロボット・再生医療といった技術革新が市場を牽引。患者中心の新たなヘルスケアエコシステムが形成されつつある今、いかに高付加価値を提供し差別化を図るかが、企業の存続と成長にとって重要です。

⑫ 医薬品卸企業の未来

2040年を見据えた**医薬品卸業界**は、単なる物流から医療全体を支える存在へと変わっていくのではないでしょうか。今後はＭ＆Ａで業界再編が行われるとともに、医療情報、流通効率、地域包括ケアのすべてを支える包括的な役割となっていくと考えています。

1. 医薬品卸の再定義：M&Aと新たな役割

競争が激化する医薬品卸業界では、Ｍ＆Ａが活発に行われています。この背景には、単なる薬の配送だけではなく、高度な医療価値を提供することが求められている点が挙げられます。いわゆる「**医療価値の具現化企業**」として、自社の役割を再定義する動きが加速していくと考えています。物流にとどまらず、情報とサービスを統合的に組み合わせ、医療従事者や患者に有益なソリューションを届けることが、今後ますます重要になります。また、Ｍ＆Ａによる企業統合は規模拡大だけでなく、経営資源の有効活用やサービス品質の向上にもつながります。こうした動きを通じ、医薬品卸は今後さらに事業構造も伴う大きな変革を迎えていくと考えています。

2. 医療情報ソリューション：DX時代の可能性

医薬品卸は単なる受発注だけでなく、在庫管理や需要予測など多岐にわたる情報を扱う立場にあります。ここでは医療データを活用したソリューションが重要となり、AIやIoTを駆使した効率化が期待されます。病院や薬局とのシステム連携により、適切なタイミングで必要な医薬品を供給し、業務負荷を軽減することが可能です。また、オンラインでの服薬指導や遠隔診療支援を行うことで、地域や患者の状況に合わせた柔軟なサービスも提供できます。こうした取り組みが、医療DX時代において卸企業の新たな役割を確立し、幅広いステークホルダーにとって価値の高いプラットフォームへと成長するきっかけになると考えています。ここではAI活用とデータ連携が必要です。

3. 医療インフラとしての進化と社会的価値創造

医薬品卸は医療材料や機器の統合供給を担うインフラとして、地域の病院・診療所と緊密に連携し、在庫や配送を最適化してきました。これに加え、過疎地や高齢化地域への迅速供給や災害時の緊急支援など、多面的なサポートが医療安全保障の要となっています。さらに薬価基準制度への柔軟な対応や在宅ケアとの連携も進めることで、国民の医療費負担を軽減し、患者のQOL向上を目指す動きが加速中です。こうした包括的な取り組みは、単なる物流業者の枠を超えて、医療価値を社会全体に届ける存在へと進化するための基盤でもあります。

4.「医療価値の具現化企業」への道：物流から価値提供へ

医薬品卸が**「薬を運ぶ会社」から「医療という価値を実現する会社」へ再定義**されると、物流やデータ、サービスなど、あらゆる手段で医療価値を届けることが自社の使命となります。そこでは、従来の枠組みにとらわれず、患者や医療従事者が真に求めるサポートを具現化する姿勢が重要です。例えば、地域の医療情報を一元管理して在庫を最適化するだけでなく、健康データを活用した新規サービスやオンラインサポート体制を充実させるなど、価値創出の可能性は無限に広がります。本質的には「価値の具現化」が核心であり、それを支える多様なソリューションこそが次世代の医薬品卸の柱となります。

まとめ

医薬品卸は、物流業から「医療価値の具現化企業」へと飛躍が期待されます。M＆Aやデジタル技術の進展を通じて、在庫管理や地域連携などの多角的サービスを強化しつつ、社会的負担の軽減にも貢献します。こうした役割変革が、持続可能な医療体制の実現を支える重要な一歩となるはずです。

⑬価値観とライフスタイルの未来

2025年以降、価値観とライフスタイルは大きく変化していくと予測しています。結婚・家族の多様化、ジェンダーギャップの縮小、持続可能性重視の文化形成に加え、メタバースネイティブの台頭や海外志向の再来、不老不死への挑戦など、私たちの暮らしを根本から変える新時代を想像していきます。

1．婚姻観と家族観の多様化：ジェンダー差の縮小

近年、男女の役割分担や家族の在り方に対する固定観念が薄れ、2025年以降はそれがさらに顕在化すると考えられます。バランス志向の男性が育児や家事へ積極的に関わり、キャリア志向の女性がリーダーシップを発揮しながら社会進出を果たすことで、伝統的な**ジェンダーギャップ**が縮小する流れが強まると考えています。

さらに、テクノロジーの進化や副業の拡充に伴って、**“家族”の概念**が時間や空間を超えて広がる可能性もあります。SNSやオンラインコミュニティを通じて共感や協力関係を育む「バーチャル家族」的なつながりが拡大し、ライフステージごとに柔軟な関係性を築く動きも増加しそうです。こうした多元的な家族観は、結婚や離婚へのハードルを下げる一方で、生涯独身を貫く選択や生物学的な親子関係にとらわれない育児スタイルも広く容認される時代へ突入することが見込まれます。

2．働き方・余暇・持続可能性：副業からサステナブル志向へ

テクノロジーと社会制度の進化が進むなか、1人が複数の仕事を並行する**「パラレルキャリア」**や副業が一般化する見通しです。AIや自動化による効率化が進めば、余暇時間が増えて新たなスキル習得や趣味探求に向かう人が増えます。特にZ世代（1995～2009年生まれ）・α世代（2010～2024年生まれ）はソーシャルネイティブとしてデジタル環境に慣れ親しみ、メタバース空間を利用して副業や起業のハードルを下げる可能性があります。

さらに、社会が持続可能性を強く意識するようになることで、企業や個人がサステナブルなライフスタイルを選択する動きが加速すると思っています。職場でもリモートワークやフレキシブルな制度が広がり、通勤や無駄なオフィスコストを削減する取り組みが当たり前になるかもしれません。こうした変化は、生産性向上に加えて家族との時間や自己啓発の機会を増やす効果をもたらし、社会全体で“幸せに働く”ことがより身近なテーマとなりそうです。

3. 海外志向の復活と宇宙の身近化：グローバルからコスモへ

一時的に低迷していた海外志向が再び盛り返し、留学や国際的なキャリア形成への関心が高まる可能性があります。先進技術を背景としたスタートアップやテック企業で働く若年層は、初めからグローバル市場を視野に入れ、自国にとらわれない働き方を選ぶことが増えるのではないでしょうか。言語だけでなくVR会議やメタバース上の国境を感じさせないコミュニケーション手段が普及すれば、海外と国内の境界はさらに曖昧になるかもしれません。

一方で、宇宙開発の進展に伴って「宇宙が身近になる」時代が到来し、宇宙旅行や宇宙就職が若い世代にとって現実的な選択肢となり得ます。宇宙医療の研究も盛んになり、火星移住計画や長期宇宙滞在に必要な医療技術が進化することで、地球上の医療や美容・健康技術にもイノベーションをもたらします。こうしたグローバル、さらにはコスモへと視野を広げる動きが、人生設計の可能性を大きく広げます。

4. 美容・健康と不老不死への期待：生き方の多様化

美容領域のさらなる進化によって、**“不老不死”**が単なるSFの夢物語ではなく、科学的アプローチとして現実味を帯び始めています。再生医療や遺伝子操作を活用して身体の老化を遅らせる研究が進み、若返りを求める需要も急拡大すると予測しています。さらには、メタバース空間に自分のアバターを投影し、“デジタル上で不老を実現する”ライフスタイルを好む人々も増えるかもしれません。こうした美容・健康分野の進歩は、ライフステージの概念を変え、「○歳だからそろそろ引退」ではなく、身体さえ健康であれば生涯現役で活躍できる社会を後押しします。ただし、その一方で健康格差や費用負担の問題、新技術の倫理面など課題も山積みです。身体機能を完全にテクノロジーで補う“サイボーグ化”に踏み込む人々が増えれば、従来の人間観や命に対する価値観自体が大きな転換期を迎えると考えています。

まとめ

結婚や家族形態の多様化、働き方改革の進展、グローバル志向の高まりから宇宙旅行まで、社会は想像を超えるスピードで変貌を遂げそうです。人々のライフスタイルは大きく塗り替えられ、メタバースや宇宙領域にも活躍の舞台が広がっていきます。一方で、不老長寿をめぐる美容・健康技術の発展や倫理的議論など、新たな課題も浮上。多様な価値観が共存する社会のあり方が、いっそう問われる時代に入ると考えられます。

2章

医療者の思考法革新

⑭ 医師にこそ必要な“道徳と経済”
渋沢栄一の発想を自分に活かす

医師は人々の命を守るという高い使命感の下、「お金のことは二の次」という意識を持ちがちです。しかし、個人のキャリアや生活を持続的に高めるには、経済基盤をおろそかにしてはいられません。渋沢栄一が説いた「道徳と経済の合一」は、医師が良心を保ちながら自らの働き方や収入を整える上で、大きな示唆を与えてくれます。ここでは、道徳と経済をバランスよく捉えるための医師個人の視点を整理します。

1. 道徳と経済は両立できる：個人医師における“善と収益”の共存

医療現場では「命を最優先」という道徳観が非常に強く、「お金を稼ぐことは医療の本質から外れる」と考える風潮があります。しかし、実際に自分の生活や学びを支える経済基盤が弱ければ、スキルアップや研究への投資をあきらめざるを得ない場面も出てきます。例えば、専門医資格を更新する学会活動や海外研修は、時間も費用もかかります。

渋沢栄一がいう**“道徳と経済の調和”**は、個人レベルでも成り立つ考え方です。医師としての倫理を大切にしつつ、自分に必要な収益をしっかり確保する。これを「営利主義」と捉えるのではなく、“より良い医療を提供するための自己投資”や“自身の健康と成長を守るための収入づくり”と考えると、道徳と経済はむしろ相乗効果を発揮するはずです。

2. 経済的安定が質の高いキャリアを支える

経済基盤の不安があると、どうしても“当直を増やす”などの短期的な働き方に依存してしまいがちで、長期的な学びや家族との時間を確保しにくくなります。それだけでなく、収入面の不安から、新しい診療スキルや海外研修などへの挑戦を先送りしてしまうケースも多いです。

一方で、安定収益があれば、長期的な研修や研究に投資でき、新たな専門領域を切り拓くチャンスが広がります。例えば遠隔医療やAIなど、未来に求められる技術に積極的に取り組めば、より高度な医療が提供できるだけでなく、自分自身の市場価値も高めやすくなります。経済基盤がしっかりしてこそ、医師としての専門性を発揮しつつ、より質の高いキャリアを築けます。

3. “攻めの投資”でイノベーションに踏み出す

いま、医療業界はデジタル化や遠隔診療などのテクノロジー革新が進み、個人の医師にも多様な働き方や副業のチャンスが生まれています。ここで重要になるのが“攻めの投資”という考え方です。例えば、新しいアプリやオンライン講座を使って学習し直したり、自分自身の情報発信を強化してブランディングを高めたりするには、一定の費用と時間がかかります。

もし「お金を扱うのは医師の本質に反する」と遠慮してばかりなら、せっかくのイノベーション機会を逃すことにもなりかねません。むしろ渋沢栄一のいう“道徳と経済の調和”を心にとめ、しっかりと稼ぎ、必要な投資を行うことで、新技術に対応できる柔軟な働き方を構築し、将来的にはさらなる社会貢献を可能にします。

4. 社会への還元と医師自身の意識変革

道徳と経済をバランスよく考える上で、得られた収益をどう活用するかが課題となります。個人医師の場合でも、高報酬を得たら自分の成長や慈善活動に投資するなど、社会全体にメリットが及ぶ形を考えると、“医師としての公共性”と“個人の経済力”の両立がしやすくなります。

医師自身が「お金の話をするのは気が引ける」と感じる風潮を改めることも必要です。収益を正当に得た上で必要に応じて還元し、患者や地域にプラスの循環を生み出すのは、まさに渋沢栄一のいう **“道徳と経済の統合”** の実践です。こうした意識が根付けば、医師一人ひとりが自らの経済基盤を整えながら、道徳的な使命感をより長く、かつハイレベルに果たすことができます。

まとめ

医師は“お金に執着するのはよくない”と考えがちですが、収入基盤が脆弱だと学びの機会やキャリアの選択肢が狭まり、結果的に医療の質や社会貢献を阻む恐れがあります。渋沢栄一の“道徳と経済の調和”を個人レベルで捉えれば、正当な収益を得て適切に投資することは、医師の専門性を高め、社会にもプラスをもたらす手段となるはずです。

⑮ お金は価値の交換ツール
目的は人生価値実現

「お金のためだけに医療をやるわけではない」――多くの医師がこう感じつつも、経済的な悩みや将来への不安を抱えている現実は否めません。むしろ医師だからこそ、お金をどのように捉え、どう活かしていくかが、人生やキャリアの可能性を大きく左右すると考えられます。以下では、お金を“目的”ではなく“価値を実現するためのツール”と位置づける視点を整理します。

1. お金そのものは中立的存在

医療の世界では「命を扱う神聖な仕事とお金を結びつけるのは抵抗がある」という意識が根強い一方、実際には医療機器の導入やスタッフの雇用などにお金が欠かせません。社会もまた、物々交換から貨幣経済へ移行することで、多様なサービスを円滑にやり取りできるようになりました。つまり、お金そのものは悪でも善でもなく、**中立的な“交換の道具”**です。医師の労働を別の価値に変えるうえで、ある程度の収入を確保できなければ、患者のための設備投資や研究開発が滞る恐れもあります。お金を敬遠するあまり医療の質を下げてしまっては、本末転倒といわざるを得ないのではないでしょうか。

2. 医師が追求すべき価値とは何か

医師としてのキャリア観は、人によって大きく異なります。国際協力に関わる人もいれば、高度先進医療の研究に没頭する人、あるいは地域医療に根ざしコミュニティとともに歩む人もいます。これらの目標や夢は直接お金だけで測れるものではありませんが、研究費や生活費が確保できなければ挑戦しにくい場面も多いです。留学や起業、専門資格の取得など、医師としての志やビジョンを具体化するには、必要な費用と時間をどう工面するかが大きな課題になります。経済面の制約を軽減できれば、純粋に“やりたい医療”を貫くチャンスが広がります。

3. お金があってこそ可能になるプロジェクト

医療関連のプロジェクトを例に挙げると、海外での災害医療ボランティアや離島での巡回診療、ハイリスクな先端医療の研究開発などは、お金がなければ実現しづらいことがあります。交通費や機材費、チームを作る際の運営資金など、資金をどう確保するかで多くの構想が頓挫してきました。逆にいえば、経済基盤さえあれば「本当はやりたかったが諦めていた」プロジェクトに飛び込める可能性が高まり、そこから新しい診療スタイルやサービスが生まれるかもしれません。お金を**“目的”ではなく“志を支える資源”**と見ることで、医師の活動範囲が一段と拡張します。

4. 経済面の安心がもたらす心理的余裕

経済基盤が脆弱だと、どうしても「将来の生活費は大丈夫か」「子どもの教育費は足りるか」といった不安に縛られがちです。そうした不安は自己研鑽や研究活動、さらには新しい医療の実践へ踏み出す意欲を削りやすいものです。しかし、ある程度の資産や安定収入があれば、自分の興味や使命感に応じて時間や労力を振り向けられます。結果として、患者への医療や組織改革に積極的に取り組むモチベーションも高まります。お金をただ追い求めるのではなく、あくまで医師のキャリアや人生観を後押しする“道具”として扱えば、より豊かな医療者ライフが築けると思っています。

まとめ

お金を目的化すると医療の本質を損ねかねませんが、まったく視野に入れないと大切なチャンスや自由を手放す恐れがあると考えられます。これこそ「医療と算盤」。経済的な余裕を得ることで、医師の多様なビジョンを形にしやすくなり、最終的には患者や社会への貢献度も高まります。自分が何を目指す医師でありたいか、その実現を支えるための手段としてお金をうまく活かす視点を身につけることが、これからの時代に求められる一歩だと考えています。

⑯資本主義社会で賢く生きる
需要と供給から考える働き方のルール

「こんなにつらい仕事をしているのに給料が上がらない」「社会に大きく貢献しているのに報われない」と感じたことがある人は多いかもしれません。しかし、資本主義社会では、対価は仕事のつらさや崇高さとは無関係に、“需要と供給”によって決まります。ここでは、需要供給曲線を念頭に置きながら、どんな行動や視点を持つと、より納得できるキャリアと収入を得られるのかを考えてみます。

1. 資本主義における「需要供給曲線」の現実

資本主義の社会では、価格は**“需要と供給”**が交わるところで決まる――これは中学・高校で学んだ基本的な経済原則ですが、仕事や賃金にも当てはまります。どれだけ仕事が大変でも、需給バランスが変わらなければ収入には反映されにくいのです。“重労働”にもかかわらず給与が高くない分野があるのは、この原則が背景にあります。

つまり、仕事の“崇高さ”や“苦労の度合い”は賃金に直接結びつくわけではなく、**社会的ニーズの高さや希少性**がものをいうということです。そのため、待遇を上げたいなら、まずは「自分が供給できる価値は何か」「なぜ世間に必要とされるのか」を明確にし、需要を喚起するか、供給量をコントロールするかといった視点が欠かせません。

2. 仕事の質を高めても給料が上がらないのはなぜ？

よく「仕事の質を向上させたのに、収入にはつながらない」という愚痴を耳にします。これは、“質の向上”が直接需要を増やすか、希少性を高めるかに至っていない可能性があるのです。例えば、医療サービスの内容が少し改善されても、価格や保険制度が変わらなければ、対価には反映しづらい場合があります。

会社員の場合でも、「上司が自分の活躍をどれだけ評価するか」が給与に影響するわけで、業績を上げても、その評価基準や組織の仕組みが変わらなければ賃金は大きくは動きません。要は、ただ“良いものを作る”だけでなく、それが「需要を増やした」「他が真似できない希少性を持った」と周囲に理解されなければ、報酬の上昇にはつながらないのです。

3. 行動ルール①～③：価値提供・希少性・量で強みを見つける

そこでおすすめしたいのが、資本主義社会での行動ルールを意識することです。

① **社会に価値を提供できているかを常にチェック**：自分の仕事が本当に人々のニーズを満たしているか見直す。そこから改善や新サービスの開発を考える。

② **希少性を高める**：同じ仕事をする人が多ければ賃金は下がりやすい。自分ならではの専門性や独自のやり方で差別化することで、需要供給バランスを有利にする。

③ **量をこなし、自分の強みを磨く**：いろいろな仕事をやってみて、自分が得意とする領域を見つける。多くの経験を積むことで、新たな自分の価値やマーケットを発見できる場合もある。

こうした行動パターンを“意識的にインストール”すれば、感情に振り回されずに意思決定しやすくなります。

4. 働き方やキャリア形成への応用：切り離して考えるべき点

資本主義は、あくまで経済の仕組みです。そこで得られる報酬や評価と、自分の「仕事への思い」「仕事の尊さ」は、切り離して考えるほうが合理的です。例えば、レストランのシェフが「本当は全ての人に最高の料理を無料で提供したい」と思っても、家賃や材料費、スタッフの給料を払うためには適切な価格設定が必要です。いくら料理への情熱が素晴らしくても、経営の現実は避けられないのです。

しかし、この“切り離し”は必ずしもネガティブなことではありません。自分が熱意を持ってやりたいことを続けながら、生計やキャリアを別の仕組みで支える方法をとればよいのです。要は、理想と現実（お金を稼ぐこと）を分けて捉え、自分の価値観を活かしつつも資本主義のルールを上手に乗りこなす姿勢が求められます。

まとめ

資本主義社会では、どれほど仕事がつらいかや崇高かといった要素ではなく、需要と供給が賃金を決める大きな要因になります。そこで自分の価値提供や希少性を意識し、行動パターンや意思決定を“インストール”しておくことが大切です。仕事への思いや理想を守りつつ、経済の仕組みを理解して動く――このバランスこそが、持続的に報われる働き方につながっていきます。

⑰収入のポートフォリオ戦略
給与依存を抜け出し複数収入で安定へ

医師といえば、安定的に“給与一本”で働けるイメージが強いかもしれません。しかし、働き方改革や病院経営の変化が進む現代では、常勤勤務だけに頼るリスクも高まっています。そこで注目されるのが、複数の収入源を組み合わせる“ポートフォリオ戦略”です。ここでは、給与依存の危険性と複数収益モデルの利点、そして導入のポイントを整理してみます。

1. 給与一本に潜むリスク：環境変化に左右されやすい

医師が病院勤務で得られる給与は一見安定的に思えますが、診療報酬改定や病院の経営状況、診療科の人気度などに左右されやすい側面があります。例えば、ある時点で高給が保証されていても、病院の収益が悪化すれば給与カットの可能性も否定できません。さらに、結婚や出産、家族の介護といったライフステージの変化によって、これまでの激務スタイルを続けにくくなることもあります。

このように、医師は“需要があるから一生安泰”と考えがちですが、社会や家庭の変化で思わぬリスクに直面することがあります。給与一本のみでは、こうした不確定要素に対して柔軟に対応しにくいのが現実です。

2. ポートフォリオキャリアの発想：複数収入源でリスク分散

金融の世界で投資先を分散するように、キャリアにおいても**“複数の収入源”を持つことでリスクを分散する考え方**が**“ポートフォリオ戦略”**です。医師ならば、週3〜4日は常勤で病院勤務しながら、非常勤やオンライン診療、コンサル、企業顧問などで追加の収益を得る形をイメージできます。

これにより、一つの収入源が不調に陥っても他で補えるため、収入の大幅な変動や突然の給与カットのリスクを抑えられます。さらに、学会活動や講演、執筆なども加えれば、専門性を活かしつつ収益源を多角化できます。こうした複合的な働き方は、キャリアの自由度を高め、長期的な安定をもたらします。

3. 集中と分散の両立：段階的な導入がカギ

とはいえ、一度にあれもこれも手を出すと散漫になり、本業の臨床がおろそかになる懸念があります。そこで大切なのは、段階的にポートフォリオを組むアプローチです。まずは常勤勤務でしっかり臨床経験を積みつつ、週1日の非常勤バイトやオンライン診療を試すなど、小規模から副収入を育てていくことです。手応えがあれば、顧問契約や執筆活動を追加するというステップを踏めば、体力面や学びを確保しながらリスクを分散できます。

焦らず無理なく“収入の柱”を少しずつ増やすことで、質の高い臨床と副業の両立が可能になります。こうしてキャリアに段階的な多様性を持たせれば、大きな環境変化やライフステージの変化にも柔軟に対応しやすくなります。

4. 多収入源による安定と交渉力アップ

複数の収入源を確保すると、まず経済的な安定感が増します。どこか一つの職場で給与が下がっても、他で補えるため、“依存度”が下がるからです。その結果、職場への過度なしがらみや不満を抱えにくくなり、交渉力や働き方の選択肢が広がります。

また、ポートフォリオ戦略は“医師という専門職”ならではの知識や信頼を、より幅広く活かすチャンスでもあります。臨床以外にもオンライン情報発信や海外協力、ヘルスケア系ベンチャーとの連携など、多方面で求められている医師のスキルを収益化しやすくなります。そうした活動がさらに知名度や信頼を高め、本業の臨床にも好影響をもたらす好循環が期待できます。

まとめ

“給与一本”の働き方で安定が保証される時代は終わりつつあり、医師もリスク分散を図る“ポートフォリオ戦略”が重要になっています。複数の収入源を持てば、経営環境やライフステージの変化に柔軟に対応でき、キャリアや生活への安心感も高まります。無理なく小規模から始めて、段階的に本業と副業を両立することで、より豊かな医師人生を築くことが期待できます。

⑱医師こそ収益の“質”を高める
フロー収入とストック収入を組み合わせる

前項では、給与に依存する働き方のリスクを指摘し、複数の収入源を持つ“ポートフォリオ戦略”が重要だとお話ししました。今回のテーマは、そのポートフォリオを組むうえで欠かせない“収入の質”——つまり「フロー収入」と「ストック収入」の両面をどう意識するかです。短期的に稼げるフローと、安定感をもたらすストックを組み合わせれば、医師としてのキャリアも生活も、より柔軟かつ安定的に設計できます。

1. フロー収入の特徴：変動が大きく即効性も高い

“フロー収入”とは、単発のアルバイトや講演、コンサル、あるいは診療や検査など、その都度の活動に応じて入るお金を指します。医師が週末だけ非常勤バイトを行ったり、学会発表の講演料を受け取ったりする例がこれに当たります。短いスパンで一気に稼げる反面、外部の状況が変われば、収益が急落するリスクも大きいのが難点です。

例えば、流行病や社会情勢の変化によって患者数が減ると、診療報酬に影響が出るかもしれません。アルバイト先が突然業務縮小すると、依頼が途絶える可能性もあります。こうした予測しづらい変動に左右されやすいため、フロー収入だけに頼ると短期的には高い収入を得られても、安定面では不安要素が残ります。

2. ストック収入による安定：月額制や常勤給与を活用

一方、**“ストック収入”**は定期的に入ってくる仕組みで、外部環境が変化しても一気にゼロになりにくいのが特徴です。医師であれば、常勤勤務による安定給与はストック収入に近いといえます。解雇リスクが低く、月々決まった額が支払われるという安心感があるからです。

また、企業顧問の契約やサブスクリプション型のオンライン医療相談などもストック収入の一例となります。毎月の顧問料や定期的な会員料金が入ってくるため、キャッシュフローが安定しやすいわけです。こうしたモデルがあると、フロー収入が不調でも生活や経営を大きく揺るがすリスクを減らせますし、余裕が生まれることで新しい挑戦もしやすくなります。

3. 複合モデルで柔軟性と安心感の両立

前項でも述べたように、医師が“給与一本”に頼るのはリスクが高まっている一方、フロー収入だけでも波が激しい面があります。そこで、**両方を組み合わせた“複合モデル”**が最も効果的だと考えられます。

例えば、週3～4日は常勤で安定給与（ストック収入）を得つつ、週1日は自由診療やオンライン診療（フロー収入）を行うイメージがわかりやすいです。常勤先が万一給与カットを行ってもフロー部分で補えるし、逆にフロー先からの依頼が途絶えても常勤給与が生活を支えてくれます。さらに、SNSや著書などで有料コンテンツを提供する形を加えれば、追加のストック収入が生まれ、一層安定性が高まるわけです。

4. 導入のステップ：小さく試しながら拡張

収入の質を変えるには、まずは小さなプロジェクトや副業から始めるのがおすすめです。例えば、SNSで健康情報を発信しながら、月額制のオンラインサポートを数名の患者やフォロワー向けに提供してみる、あるいは企業と短期顧問契約を結び、需要があれば長期契約に移行するといったものです。

こうした段階的なアプローチなら、失敗した場合でもダメージが限定的で、学びを活かして修正が可能です。フロー中心だった働き方にストック要素を少しずつ加えていくことで、安定と自由度を同時に手に入れられます。重要なのは、自分の専門性や興味に合った形から始め、状況に応じてサービスや価格を柔軟に見直すことです。

まとめ

前項で触れた“給与一本”からの脱却に加え、今回のテーマは“収入の質”をどう高めるかという点でした。変動の激しいフロー収入と、定期的・継続的に得られるストック収入を組み合わせることで、医師の収益構造はより安定し、同時に挑戦の余地も広がります。まずは小さく試して学び、必要に応じて拡大する――そうした段階的戦略が、医師のキャリアと生活をさらに豊かにするポイントです。

⑲ 医師が能動的に稼ぐ時代
“受け取るだけ” を超える新しい働き方

医師というと、大学病院や医局などに属し、あらかじめ決まった給与や報酬を受け取る印象が強いかもしれません。しかし、働き方改革やデジタル化が進む現代では、“自ら稼ぐ” 姿勢を持つ医師が求められています。必要な収入を設定し、行動を起こすという “攻めのメンタリティ” が、医師のキャリアと生活の自由度を大きく変えることにつながります。

1．受動的なお金観：組織の序列に縛られるリスク

医師は厳しい試験や長い研修期間を経て資格を取得し、病院や医局で働くのが一般的です。そこでは、組織の給与体系や診療報酬点数により、一定の年収が自動的に保証される傾向があるため、医師自身が料金やサービスの価格を決めるシーンは少ないです。

この仕組みは公的保険制度を支える上で重要ですが、個々の医師にとっては “お金はもらうもの” という受動的なお金観を生みやすいデメリットもあります。しかも、学会の発表実績や臨床成績による序列が、まるで「医師としての価値」を決めるかのように捉えられ、年収は病院の規模や診療科の特徴で左右される部分も大きい――そんな構造が新たなビジネスモデルへの発想を阻みかねない状況を生むわけです。

2．医師の専門性を知る：社会的価値は非常に高い

本来、医師が持つ知識や技術は社会的ニーズが非常に高く、多方面から求められるものです。病院勤務に限らず、メディカルアドバイザーとして企業と連携すれば、新薬開発やヘルステック製品開発に貴重な意見を提供できますし、SNSで情報発信を行えばオンライン相談やコンテンツ販売など、さまざまな収入源を築くことも可能です。

こうした機会を「自分の医療スキルは病院でしか活かせない」と思い込むあまり、見過ごしている医師は少なくありません。むしろ、“医療政策” や “国際支援” の場でも医師の専門性は強く求められているなど、活用範囲は想像以上に広いのです。自分の専門性が社会でどれほどの価値を持つかを認識すれば、収入源の多様化に向けた行動が取りやすくなります。

3. 能動的に稼ぐ発想：必要金額を逆算して行動

“今のままで大きく年収は変わらない”とあきらめるより、自分の目標とする収入を設定して逆算する考え方を取り入れてみてください。例えば、「年収をあと数百万円増やしたい」と決めたら、そのために何人、自由診療で診る必要があるか、企業顧問料はどれくらい目指すか、といった具体的なプランを組めます。

現状の病院勤務だけでは達成が難しければ、オンライン医療サービスやコンサル業務、副業での啓発セミナーなどに挑戦する道が見えてきます。こうした**“お金を取りに行く”能動的発想**を持つと、逆にこれまでの漠然とした不安や自己評価の低さから抜け出し、自分の専門性をどう売り出せるかと前向きに考えるようになるわけです。

4. “攻めのメンタリティ”が求められる時代

今やITやAIによって医療界そのものが変革期を迎え、オンライン診療やヘルステックベンチャーの活躍が広がっています。そこで必要なのが**“攻めのメンタリティ”**です。具体的には、自分のスキルを新しい領域でどのように“お金に変える”か、積極的に考え、行動する姿勢を指します。

例えば、週末だけ別の医療サービスを手掛ける、SNSで専門知識を発信しオンライン相談につなげるなど、小さな一歩からでも構いません。そこでの経験を通じて「自分の専門性がこんな形で役立つのか」と気づけば、一層大きなビジネスチャンスにも躊躇なく踏み込めるようになります。病院給与だけに頼らない働き方を模索することで、医師としての力を社会のさまざまな舞台で発揮できる可能性が増え、自分自身の自由度と自信が高まります。

まとめ

医師は従来、「組織から給与をもらう」という受動的な稼ぎ方をしがちでしたが、実は専門性が高いために多様な収入源を開拓できる職業でもあります。“どれくらい稼ぎたいか”を明確にし、それに向けて行動する“能動的”発想があれば、病院以外にもオンライン医療や企業顧問、セミナーなど多様な場で価値を発揮可能です。これからの時代は、“自ら稼ぐ”意識を持ち、攻めのメンタリティでキャリアと生活の充実を目指すことがとても大事です。

⑳攻めの投資で逆境を脱する
節約だけでは変化に乗り遅れる時代

お金がないとき、まず出費を抑えることを考えがちです。しかし、ただひたすら節約しても、抜本的な変化や新しい収益源を生むのは難しいかもしれません。むしろ厳しい状況だからこそ、思い切った投資に踏み切り、次の一手を打つ“攻めの発想”が必要です。ここでは、“逆境のときこそ学びと設備に投資する”考え方が、どう未来を切り拓く手段となるのかを解説します。

1.「お金がない＝節約」は当たり前？

資金に余裕がない局面に陥ると、多くの人は出費をできるだけ減らす方向へと動きがちです。生活費を見直したり、大きな買い物を控えたりするのは、リスクを回避する上では悪い選択ではありません。

ただし、これだけでは経営状態やキャリアが停滞したままになり、長期的な成長を阻害してしまう恐れがあります。今のままでは先が見えない、と感じるならなおさら、単なる守りではなく、**新しい収益源やスキルアップにつながる投資**を考えてみる価値があります。結局、節約だけでは抜本的な革新は生まれにくく、むしろ衰退を先延ばしにするだけになりがちです。

2. 出費を抑えるだけでは限界：なぜ攻める必要があるか

「とにかく支出を減らす」だけだと、一時的に赤字は回避できても、新規プロジェクトやサービス開発などの“未来への行動”ができません。市場や環境が変化するスピードが速まる今、リスクを恐れて何も試さないと、気づかぬうちに取り残される可能性が高まります。

例えば、機材投資や新スキルの習得が必要な分野に踏み込めないままだと、収益モデルの変化に対応できず、数年後には競合に追い抜かれてしまうかもしれません。要は、守りだけでなく“攻めの投資”によって、新たな顧客層や技術を手に入れ、より安定的な将来を築くことが得策となるケースが多いのです。

3. 攻めの投資で得られる効果：収益源拡大と学び

“攻めの投資”とは、厳しい局面でもあえて設備や学びに資金を回す戦略です。例えば、最新技術を導入すれば業務効率が上がり、対応できるサービス範囲が広がるかもしれません。新しい市場を開拓するための広告やイベント参加への資金投入も、長期的に見れば売り上げアップにつながる可能性があります。

また、自己研鑽や学会・セミナーへの参加費を払うことは、スキルや人脈を高めるチャンスになります。その結果、別の専門領域でフリーランスとして活躍できるようになったり、コンサル業務を受けられるなど、複数の収入源を確保する道が開けます。厳しいときこそ投資に踏み切ることで、後に大きなリターンが期待できます。

4. 今こそ踏み出す：変化を活かす勇気

働き方改革やデジタル革命、業界の再編成など、大きな変化が進む現代では、以前のやり方をただ守るだけではジリ貧になりがちです。逆境をチャンスに変えたいなら、思い切って**“攻めの投資”**に舵を切る勇気が必要です。

例えば小規模から試す手もあります。限られた予算内でオンラインツールを導入して業務を効率化したり、割安の勉強会やセミナーに参加して知識を磨いたりすることから始められます。そこから成果や手応えを感じたなら、より大きな投資やプロジェクトに移行すればよいのです。結局、変化への適応速度が早いほど、逆境から抜け出す可能性は格段に高まります。

まとめ

資金が少ないときほど節約を優先したくなるものの、それだけでは新たな可能性を切り開けません。むしろ、“攻めの投資”に目を向け、学びや設備に資金を回すことで、収益源の拡大やスキルアップを実現できるチャンスが生まれます。変化が速い時代だからこそ、苦しい局面をただ耐えるだけでなく、先を見据えた投資を行うことで、将来の大きなリターンにつなげることが重要です。

㉑収入は努力だけで決まらない
“仕組み”が決める収入の上限

「仕事を頑張れば収入は自然と上がる」と考えがちですが、実は“どんな仕組みの中で働くか”が収入を大きく左右します。病院勤務、企業勤務、フリーランスなど、同じスキルを持っていても所属する仕組みで賃金に差が出るのは珍しくありません。本項では、“仕組み”が収入に与えるインパクトを見直し、選択のポイントを考えてみます。

1. 仕事の仕組みが年収を左右する

よく「努力次第で収入は決まる」といわれますが、それは必ずしもすべてではありません。同じ能力でも、どういう業種や雇用形態を選ぶかで収入は変わります。医療業界なら、病院勤務と自由診療クリニックでは給与レンジが異なりますし、IT業界でも大企業とスタートアップでは報酬体系が大きく違う場合があります。

つまり、「努力」という要素も大事ではありますが、そもそも**働く“枠組み”や“領域”**によって年収の上限や最低ラインがだいたい決まってしまうのです。だからこそ、自分がどの仕組みの中で力を発揮したいかを考えることは、キャリア設計で重要なポイントとなります。

2. 選択できる仕組みを把握する：病院・企業・フリーランス

収入を左右する仕組みとしては、例えば病院勤務、企業勤務、フリーランスなどが考えられます。病院勤務なら安定した収入を得やすい反面、昇給ペースや働き方に制限がある場合が多いかもしれません。企業勤務の場合、給与体系や待遇は企業ごとに違い、株式上場ベンチャーならストックオプションという形で報酬が大きくなることもあります。

フリーランスや独立開業という選択肢では、自分で集客や経営をしなければなりませんが、うまくいけば収入の天井がほぼ無限に広がる可能性があります。逆にいえば、収入を上げるのに必要な仕組みが整わないと、どんなに頑張っても稼ぎが伸びないというジレンマも存在します。

3. 努力だけではカバーできない構造の理解

どれだけ大変な労働をしても、同じ仕組みのなかでは限界がある——そんな状況は珍しくありません。例えば、医療の世界では保険診療か自由診療かで採算構造が大きく変わり、給料の上限も異なります。会社員でも景気によって賞与が削られたり、決定権のないポジションでは年収アップしづらかったりと、個人の頑張りとは別の要因が絡み合うのです。

だからこそ、自分が達成したいライフスタイルや収入を見すえ、いま働いている仕組みがそれに合っているかどうかを振り返る必要があります。頑張る方向性を間違えると、いくら努力しても報われにくい、いわゆる“賃金の壁”にぶつかるリスクが高いからです。

4. 仕組みを変える勇気：キャリアの再設計

もし、いまの組織や仕組みの中で限界を感じているなら、**キャリアの再設計**を考えてみるのも手です。別の病院へ転職する、企業の内部で新しい職種を探す、フリーランスや副業にチャレンジする——こうした選択肢は、努力の方向性を変えることにもつながります。

もちろん、どの仕組みにもメリット・デメリットはありますが、仕組みを変えれば自分の能力がもっと報われる、あるいは新たな収入源を作れる可能性が高まります。注意点として、急激に変わるとリスクも大きいので、小さな副業から始めるなど、段階的に試す方法が安心です。仕組みを上手に選ぶ・変えることで、“努力が結果に反映されやすい環境”を作ることができます。

まとめ

収入を左右するのは自分の努力だけではなく、そもそも働いている仕組みや環境そのものです。どれだけ頑張っても報酬につながりにくい仕組みがある一方、仕組みを変えると収入の上限が大きく広がる場合もあります。まずは「いまの働き方で自分の力は最大限発揮されているか？」を見直してみて、必要なら組織を変える・副業を始めるなど、新たな選択肢を検討することが成功への近道だと考えています。

㉒ 才能と富の自然な循環
無意識の収入上限を解き放つ

才能を活かして人や社会に貢献することで感謝を得ると同時に、その変化に見合う報酬が得られる――これは自然な仕組みです。しかし、多くの人は「自分にはこれくらいしか稼げない」と思い込み、収入の上限を無意識に設定しがちです。ここでは、才能と富の関係や器を広げる方法を考えていきます。

1．才能を社会に提供する意義

人が持つ才能は、それを必要としている社会に届けることで本来の価値を発揮します。単なる自己満足にとどまらず、他者が助かり喜んでくれることで“感謝”が生まれ、同時に自分もやりがいを見いだせます。その結果、才能を発揮した分だけ社会全体にプラスの変化がもたらされ、それに見合った報酬が巡ってきます。

大切なのは、自分の得意分野や専門性をしっかり把握し、誰に向けてどんな形で提供すれば感謝されるかを明確にすることです。こうした視点を持つだけでも、自分の才能が富へとつながる可能性をぐっと高めることができます。

2．変化の大きさと報酬の関係

才能を活かして社会に変化をもたらすなら、その変化の大きさに相応しい富を要求できるのは自然な流れです。画期的な製品やサービスが生まれ、多くの人がその恩恵を受けるほど価値は増し、対価も大きくなります。

問題は自分自身が「これだけの価値を生み出せる」としっかり認識しているかどうかです。もし自信がなければ、必要以上に安く請け負ってしまうかもしれません。逆に、“社会を変える力がある”と自覚し、適切にアピールできれば、収入の上限を自分で狭めずに済むはずです。大きな変化を起こし、それに見合う富を正当に受け取る覚悟こそが重要です。

3. お金に関するストーリーが収入を決める

「これくらいの収入で十分」と思い込んでいる限り、実際にそれ以上稼げるチャンスがあっても自らブロックしてしまいがちです。これは、自分が描く“お金に関するストーリー”の中で器を限定してしまっているためです。例えば、「自分の才能に高い値をつけるなんて図々しい」という考え方をしていると、大きな取引や高い報酬を目の前にしても、遠慮して踏み出せないかもしれません。逆に、“自分は大きな価値を生み出せる存在だ”とストーリーを塗り替えれば、行動の幅が広がり、収入も引き上げられる可能性が高まります。

4. 器を広げ、富を受け取る準備をする

お金に関する器を広げるためには、まず自分の才能が及ぼす影響力を正しく評価することが大切です。“自分の価値はこれだけ”という思い込みを捨て、大きな収益を得る自分の姿を具体的にイメージしてみてください。また、周囲の人からポジティブなフィードバックを積極的に取り入れ、成功事例や自身の成長を言語化する作業も有効です。こうした意識改革が進むと、“変化に見合う対価を受け取っていい”というマインドが根づき、実際の行動や提案にも自信が加わります。結果的に、才能を社会に提供し、その一部としての富をしっかり受け取る道が開けていきます。

まとめ

才能を社会に提供し、その変化に見合った対価を受け取ることで、人は自分自身も社会も豊かにできます。しかし、自分が設定したお金に関するストーリーが、収入の器を狭めている場合も少なくありません。まずは自身の才能と価値を正しく認識し、遠慮せず受け取る意識を持つことが重要です。器を広げる行動が、さらなる富と感謝の循環を生み出していきます。

㉓お金の新しい哲学
「蓄積」から「循環」へ

近年、お金を「蓄積するもの」ではなく「巡らせるもの」と捉える考え方が注目を集めています。貯め込むだけではなく、感謝や豊かさを循環させることで社会全体の富が増していく——そんな新しい視点が、多くの人のライフスタイルや価値観を変え始めています。

1. お金は感謝を循環させる手段

従来、お金には貯め込み「資産を増やす」イメージが強くありました。しかし、本来のお金は **“感謝を循環させる” ための道具**ともいえます。人のサービスやモノに対して「ありがとう」の気持ちを形にしたものがお金であり、それを支払うことで感謝が広がり、受け取った側もまた別の誰かにお金を回すことで、新たな喜びを生み出します。この循環が進むほど、世の中には多様な価値が創出され、結果的に社会の富が増えていくのです。したがって、ただ蓄積するよりも、積極的に巡らせるほうが多くの人の幸福につながるという視点が、いま改めて注目されています。

2. お金が一周して残るもの：創造の結果としての収入

「お金は稼ぐもの」という表現が一般的ですが、実は自分が創造した価値に対する“結果”として受け取る面が大きいといえます。例えば新しいアイデアや製品、サービスを生み出し、喜ばれた対価が収入です。そして、そのお金が一周するとき、社会には良質な仕事やコミュニティ、技術といった「富」が残ります。この“富”こそが、人々の暮らしを豊かにし、次の価値創造を刺激する源泉です。お金そのものが幸福をもたらすのではなく、巡らせる過程で「自分は何を創り出したいのか」を見つめ直す行為こそが、真の豊かさへと導いていきます。

3. 自ら変化を起こす覚悟：ガンディーの言葉に学ぶ

マハトマ・ガンディーの名言「Be the Change. You want to see in the world.」（自分が見たいと思う世界の変化に、あなた自身がなりなさい）は、周囲や社会に期待するだけでは状況は変わらず、まず自分が変化の主体になれというメッセージを示唆しています。お金に関しても同様に、誰かが動いてくれるのを待つのではなく、自分が率先して**「稼ぎ方」「使い方」「巡らせ方」**を変えていくことが重要です。社会を豊かにしたいなら、自ら価値を生み出す行動を取り、それを循環させる好循環を作り出す覚悟が欠かせません。

4. 自分が豊かになることの意義：循環モデルの見本になる

「豊かな人」と聞くと、資産を多く持つイメージが先行しがちです。しかし、お金をただ持っているだけではなく、社会全体に循環させていく姿勢こそが、真の豊かさといえます。自分が潤い、さらに周囲にも恩恵をもたらすモデルを示すことで、多くの人が「お金は巡らせるもの」という発想を学びやすくなるのです。自分がまず成功例となり、「こうすれば社会がより良くなる」という実感を共有できれば、お金に対する見方が大きく変わり、次第に社会全体の豊かさが底上げされていきます。

まとめ

お金は蓄積するだけではなく、感謝や価値を社会へと巡らせる手段と捉えたほうが、結果的に富や幸福感が増します。自分が創造した価値の対価としてお金を受け取り、それをさらに循環させることで、多くの人に恩恵をもたらすことができるのです。ガンディーの言葉通り、自ら変化を起こし、豊かさの循環を実践する見本になることこそが、社会全体を豊かにしていくことにつながります。

㉔「金持ち」＝「幸福」なのか？
幸福論の再考

「お金があれば幸せになれるのだろうか」――医師として高収入を得ているはずなのに、心が満たされないと感じる人もいれば、それほど年収が高くなくとも、充実感あふれる毎日を過ごしている人もいます。お金と幸福の関係は単純に比例しないように見えます。ここでは、行動経済学や心理学の知見をふまえ、医師の生き方や働き方における「お金と幸福」について整理してみます。

1. 一定収入と幸福感：ヘドニアとユーダイモニアの両面

心理学や行動経済学によれば、生活基盤を確保できる水準を超えると、収入増が幸福度に与える影響は逓減すると指摘されています。**一時的な快楽（ヘドニア）**を得るための豪華な買い物や旅行は、一瞬の満足感をもたらすものの慣れや比較によって効果が薄れがちです。

一方、自己成長や社会貢献といった**ユーダイモニア**の要素は、長期的かつ深い充実感につながります。医師として高収入を得ても、それだけで幸福が保証されるわけではなく、研究での成果や患者に信頼される手応えなど“自分の存在価値を感じられる活動”が、より持続的な満足となります。

2. 富が幸福を保証しない背景：“幸福のパラドックス”と多忙のジレンマ

高収入でも「もっと上がある」と比較意識が働き、不満を抱きやすい現象は“幸福のパラドックス”として知られます。医師の場合、さらなる収入を求め多忙な働き方に没頭すると、健康を損ない、家族との時間も減りがちです。結果として自己成長や人間関係から得られる喜びが失われ、収入の多寡に比例しない不満足に直面することもあります。行動経済学の観点から見ても、富や地位は必要条件であっても十分条件ではなく、過度のストレスや孤立が真の幸福感を損ねるリスクを高める点には注意が必要です。

3. 多面的豊かさの視点：PERMAモデルと自分らしさの追求

幸福度は単に収入だけでなく、多面的要素に左右されます。例えば**PERMAモデル**（Positive emotion、Engagement、Relationships、Meaning、Achievement）において、ポジティブな感情や没頭できる活動、人間関係、人生の意味づけ、達成感が重要とされています。医師にとっても患者からの感謝や研究の成功体験が大きな満足をもたらしますが、それ以外にも家族や仲間との絆、地域や国際協力での貢献など、“お金では得られない充足感”も欠かせません。特に高収入を得やすい職種だからこそ、経済面の安定をベースに多面的豊かさを意識する姿勢が求められます。

4. 経済面と心の満足をつなぐ：富を手段として活かす

経済的豊かさを否定するのではなく、いかに活かすかが充実した人生を築くポイントです。収入を自己投資や学術研修、社会貢献の資金に回せば、知見を広げられるうえ、やりがいも増します。一方で、長時間労働だけを続けてしまうと、自己成長や家族との時間といった要素を犠牲にしがちです。富はあくまで“選択肢を増やす手段”と捉え、自分が大切にしたい価値観や活動へ振り向けることで、経済面と心の満足をつなげられます。多面的豊かさこそが、医師としてのキャリアと人生の幸福を両立させます。

まとめ

経済的余裕は生活を安定させますが、幸福を決定づける十分条件ではありません。高収入でも自己成長や人間関係を疎かにすれば満足は得にくいです。富はあくまで手段であり、何を大切に生きるかを見極める姿勢が、医師にとっても持続的な幸福につながっていきます。多面的豊かさを意識し、経済面と心の充実を両立させる視点が、豊かな人生を作っていくと考えています。

㉕ お金以外の価値を見つける視点
多様な価値軸で自己を再発見

多くの場面で「お金がどれだけあるか」が判断基準になりやすい現代。しかし、お金の多寡だけで人の価値を測れるものではありません。これも一面ですが、友人関係や趣味の腕前、SNSでの発信力など、お金以外にも多彩な価値が存在します。自らの強みや個性を見いだすためには、お金中心の価値観にとらわれず、多様な視点を取り入れる必要があります。

1．お金以外の価値基準：一元化への疑問

現代社会では、年収や資産額といった指標で人を比較する傾向が根強く残っています。とりわけ競争の激しい業界や都市部では、「年収いくらを目指す」「財産をどれだけ増やすか」が大きな目標になりがちです。しかし、そうしたお金の多寡のみを価値基準にする見方は、多様な個性や才能を見逃すリスクをはらんでいます。

例えばユーモアのセンスがあり、人の心をほぐす会話術を持つ人は、金銭では測れない形で周囲を幸せにしています。あるいは料理が得意だったり、地域活動で仲間を増やしている人も、金銭指標では捉えづらい大きな価値を生み出しています。こうした“お金以外”の価値は外から見えにくいものの、本人や周囲にとっては人生を豊かにする大きな要素といえます。「お金がすべて」と思い込むあまり、それ以外の才能を埋もれさせてしまうのはもったいないです。

2．多様な価値軸：友達数やSNSフォロワーも指標になる

お金以外の価値軸としては、友達や人脈の多さ、料理やスポーツのスキル、芸術的センスなど、数えきれないほど存在します。最近ではSNSのフォロワー数や発信力も大きな価値基準と認識され、“インフルエンサー”として活躍する人が企業や自治体から注目を集める例も増えています。

これらは一見すると、“趣味”や“余計なこと”のように見えますが、時には大きな経済効果を生んだり、周囲の暮らしを豊かにする貢献を果たすことも珍しくありません。金銭的報酬が高いかどうかだけでなく、いかに社会や他者に喜びや便利さを提供できるかという観点を持てば、自分だけでは気づけなかった強みを発見しやすくなります。お金を基準にするだけでは見落としていた才能や魅力を、多様な価値軸を認めることで再発見できます。

3. 独自の価値の発見：お金では測れない自己実現

多様な価値基準を認めれば、“お金では測れない自分だけの強み”を改めて捉え直すきっかけになります。例えば、診療以外に得意な趣味があり、それが周囲を元気づける手段になっているとすれば、そこには既に大きな意義があります。また、一見お金に結びつかない活動でも、長い目で見れば人脈やスキルを増やし、新たな収益源に発展する可能性もあります。

このように、お金以外の軸を発見することで、経済的指標だけでは得られない満足感や自己実現の道を切り拓けます。医師として患者を助ける使命感に加え、自分が本当にやりたいことや得意なことを掛け合わせれば、さらに広い社会で活躍できるかもしれません。例えばSNS発信を通じて健康情報を伝えると、フォロワーとの交流が次のプロジェクトに結びつき、結果的に新しい収益を生む例も出てきます。

4. お金×多様な価値観：両立で得られる豊かさ

お金は生活を安定させるうえで必要不可欠な要素ですが、それだけを指標とすると満足度や幸せ感に影響が出やすいのも事実です。そこで**“お金も大事、でも他の価値観も大切”**という両立の発想を持つと、人生全体の豊かさが増します。例えば、一定の収入を確保しながら自分の好きな活動や学びを続けるスタイルを採れば、経済的な安心感と自己実現を同時に得られます。

また、他者や社会への貢献意欲を高めることで、単なる金銭目標だけでは得られない感謝ややりがいを感じるケースも少なくありません。医療者として患者を支える一方で、趣味や地域貢献で“別の軸”を育てれば、お金の多寡に左右されない幸福を追求しやすくなります。**“お金×多様な価値”**という両軸の相乗効果が、道徳と経済を統合しながら人々に役立ち、かつ自分自身も満たされるライフスタイルにつながります。

まとめ

お金だけに価値を置くと、人生の多くの可能性を見落としがちです。友人関係や趣味の才能、SNS発信力など多彩な価値基準を認めることで、自分だけの強みや幸福感を育てやすくなります。経済的豊かさと多様な価値を両立することで、より豊かなキャリアと人生につながっていきます。

㉖お金で買う心の安定
苦手を任せて才能を活かす技術

お金は人生を豊かにする手段の一つであり、心の安定にも大きな役割を果たします。特に自分が苦手とする作業を他人に頼み、その分の時間をさらに稼ぐ活動に回すことで時間と労力を効率化し、ストレスを減らすことにつながります。ここでは、「お金を心の安定剤」と捉え、苦手なことを任せることで生まれるメリットについて考えていきます。

1. お金は心の安定剤：不安から生まれる選択肢

お金を手にすることで、経済的な不安を減らし、より冷静な選択ができるようになります。例えば、仕事を選ぶ際に「この職で稼げるだろうか」と焦るよりも、ある程度貯蓄や収入源があれば「自分の興味や得意分野を追求できる」と考えることができます。心の余裕が生まれれば、挑戦への意欲も高まり、スキルアップや新たな人脈づくりにも前向きになれます。

反対に、常に金銭面での不安を抱えていると、やりたくない仕事を無理やりこなしたり、時間を浪費して本当に必要な作業に集中できないリスクが高まります。“お金は全てではない”とはいえ、心を安定させ、行動の自由度を高める重要な道具であることは間違いありません。

2. 苦手なことの引換券：お金で他人に任せる

自分が苦手とする作業を一生懸命こなすより、その作業を得意とする人にお金を払ってお願いするほうが、結果として時間と労力を節約できます。例えば会計処理や事務作業、掃除など、苦手分野に時間を取られるとストレスが高まり、生産性も下がりがちです。そうしたタスクをアウトソースしてしまえば、自分はより得意な仕事や高い報酬が見込める活動に時間を回せます。

結局、1時間かけて苦手なことをするより、1時間で苦手分を補える以上の収入を得るほうが賢明です。**お金という“引換券”**を使って、得意な分野で収益を高め、その一部を支払うことで、苦手なことを回避する選択肢を手に入れられます。

3. 時間の再投資：稼げる活動で価値を生む

苦手な作業をアウトソースすることにより、捻出した時間をさらに稼ぎにつながる活動へ投資すれば、経済的にも心の面でもメリットが拡大します。例えばライティングやコンサル業など、自分の得意分野で時給換算が高い仕事を増やしていけば、短時間で以前より多くの利益を得られます。そうなれば、さらにアウトソースの幅が広がり、より一層得意分野へ注力しやすくなります。

一方で、新たに学びたい技術や知識の習得へ時間を振り向けるのも有効です。アウトソースして空いた時間を成長のために使えば、長期的に見てスキルアップと収入アップの両面で大きなリターンが期待できます。つまり、お金で苦手を任せ、その時間を再投資するサイクルが軌道に乗れば、心の安定とキャリアの発展が同時に実現可能なのです。

4. “得意”と“苦手”の見極めが成功を加速

とはいうものの、最初にアウトソースのお金を出すことには勇気がいりますし、この考え方を上手に活かすには、自分の得意分野と苦手分野を明確に区別する必要があります。まず、苦手分野に費やしていた時間やストレスを洗い出し、それを他人に任せられるかどうかを検討していきましょう。

その際、あまりに高額なコストがかかるなら別の方法を探る必要がありますが、適正な金額で誰かがカバーしてくれるのであれば、いつも以上にストレスフリーで仕事に向かうことができるようになります。ここで大事なのは、他人に任せるからといって手放しではなく、最低限のコミュニケーションや品質チェックを忘れないことです。

まとめ

お金は心の安定剤となり、自分が苦手なことを任せる“引換券”として機能します。苦手作業をアウトソースして得意な活動に集中すれば、より高い収入と満足度を得られる好循環を生み出せます。苦手と得意を明確にし、上手にお金を使って時間を再投資することで、心身の安定とキャリアの充実を同時に実現することができます。

㉗「時間持ち」という新指標
自由時間を資産に

医師は高収入を得る一方で、激務によって自分の時間を確保しにくい状況に陥りがちだと考えられます。経済的な豊かさと同じくらい大切なのが、“自由に使える時間”という新たな資産の概念です。ここでは、収入だけでなく「時間を持つ」ことの意義や、その実現に向けた工夫を整理します。

1.「お金持ち」より「時間持ち」という新視点

医師に対して「年収が高いから幸福」だとみられることが多いものの、実際には家族との時間やリフレッシュの機会が取れず、疲れ果てている例が少なくないようです。例えば夜勤を繰り返し、年間を通じてまとまった休暇を取れない場合、年収が高くても心身のゆとりは得られにくいと考えられます。

そこで**「お金より時間を増やす」**という視点が浮上し、稼ぐことだけに注力せず、余裕を生み出す仕組みを整えるアプローチが重要になっているようです。前項でお話しした、苦手なことのアウトソースなどもそうです。時間は他の資源と異なり、一度失った分を補えないため、医師が得られる最大の“贅沢”は自由時間そのものだと捉えられます。

2. 時間を資本化する考え方

“時間持ち”を目指すには、医師が個人の努力で長時間働くスタイルから、業務を合理化してフリーな時間を創出する方向へ移行する必要があります。例えば開業医なら、オンライン予約システムやクラウド会計などのITツールで煩雑な事務を削減したり、タスクシフティングでスタッフに分担を依頼し、医師本人が注力すべき診療や研究に専念する仕組みを整備することができます。

このような効率化で浮いた時間は、家族と過ごす、自己研鑽に充てる、あるいは新たな医療サービスを企画するなど多彩な形で活用でき、結果的に医療者としての質も高めやすくなります。

3. “やりたいこと”に向けて時間を使う意味

医師の働き方は非常に忙しくなりやすいため、「自分が何を本当にやりたいのか」を見失いがちです。もし時間に少しゆとりがあれば、新しい研究テーマの模索や海外学会への参加など、専門性を深める活動に取り組みやすくなります。国際医療や起業、執筆活動など“次のステージ”を目指す際にも、プライベートを削らずに挑戦が可能です。この“時間持ち”の状態は、医療者としての選択肢を広げ、患者との対話や新サービスの開発など、質の高いケアと自己成長の両立を実現する土台になります。

4. 時間を増やす具体的テクニック

時間を増やすには、**スケジューリング**と**アウトソーシング**の発想がポイントだと考えられます。診療やミーティングを定型化し、ルーティン業務はAI問診やRPA(ロボティック・プロセス・オートメーション)、今だと生成AIで処理するなど、医師本人がやらなくてもよい作業を明確化すると効率が上がります。ToDoリストの活用や、プロジェクト管理ツールをチームで導入して情報を一元化し、重複作業や連絡ミスを減らす試みも効果的です。高コストでもスタッフや外部業者に任せる価値がある業務を見極めて投資すれば、診療と研究に集中する時間が着実に増え、自己実現と医療品質の向上につながりやすくなります。

まとめ

医師が“時間持ち”を目指す取り組みは、単に自身の負担軽減だけではなく、患者や社会に貢献する新たなアイデアや働き方を創出する可能性が高まります。高い収入を得ても時間がなければ、充分に自己研鑽や家族の交流ができず、医療者としてのパフォーマンスや人生の豊かさにも影響します。効率化やチーム体制の強化を通じて生まれた余裕の時間を資本化し、今と未来の両方で満足度を高めることが、これからの医師の新しい豊かさであると考えています。

㉘お金の使い方が人を創る
支出に宿る価値観と生き方

お金の稼ぎ方に注目が集まりがちな世の中ですが、実は人の本質は“使い方”にこそ現れるのではないでしょうか。単に高額な商品を手に入れるだけでなく、自分の価値観や将来の展望に沿った支出ができているかが、その人の人生観を映し出します。お金はただ消費して終わりではなく、選択と投資の連続ともいえます。ここでは、お金との関わり方がどのように人の生き方を形づくるかを探ってみます。

1. 稼ぎ方より使い方に“人柄”が宿る

世間では「年収はいくらか」「どんな仕事をしているか」といった稼ぎ方に目が向かいがちです。しかし、どれだけ高収入の職に就こうが、そのお金をただ消費し、何も残さなければ本当の豊かさにはつながらないかもしれません。実は、自由に使える資金をどこへ投入し、どんな体験や価値を得るかこそが、その人の人柄や価値観を色濃く映し出します。例えば、海外旅行を好んで新しい文化を体験する人もいれば、自己啓発や起業に投資する人もいます。同じ金額を使っていても、その使い方によって得られる学びや成長はまるで違います。お金の稼ぎ方は一面の評価基準に過ぎず、**“稼いだ後どう使うか”**が人生では大切です。

2. 使うことは“ただの消費”ではない

お金を使うことが、単なる消費行動にとどまらない場合も多々あります。例えば、好きなアーティストのライブに行ったり、勉強のためのセミナーに参加したりするのは、自分にとって意義のある経験を得る投資ともいえます。衣食住に関する支出だって、どこで何を買うかによっては、自分のライフスタイルや信念を表明する手段になり得ます。大切なのは、**その使い方にどれだけ“意図”があり、自分らしさを反映しているか**という点です。無意識に欲望を満たすだけではなく、使う行為が自分の未来や周囲への影響につながると考えれば、お金の使い方も自然と工夫や創造性が生まれます。結果として“ただの消費”が“自己表現”や“学び”となり、自分をさらに成長させる大切な要素になります。

3. 使い方で見える人生観：優先順位と価値観の表れ

お金の使い方を振り返ると、そこには自分が何を重要視し、何を後回しにしているかがはっきり映ります。例えば、趣味に大きな予算を割き、日常生活の贅沢にはあまり興味がない人もいれば、逆にブランド品には積極的に投資する一方、娯楽にはほとんど支出しない人もいます。これらの行動パターンは、優先順位や価値観の違いをわかりやすく示しています。また、慈善活動や社会貢献にお金を使う人は、その行動から他者への関心の深さがうかがえます。

つまるところ、お金の使い道こそが「その人は何に時間と情熱を捧げ、どのような世界を目指しているのか」を雄弁に物語っています。一見些細な支払いも、積み重なるとその人の人生観が見てとれます。

4. お金の使い方を再考する：豊かな人生へのステップ

多忙な日々の中で、私たちは無意識にお金を使っていることが少なくありません。しかし、少し立ち止まって「この支出は本当に自分にとって必要か？」「これが将来的にどんな効果をもたらすか？」と問いかけるだけで、使い方の質が変わります。価値ある体験や学びに投資するのか、誰かを応援するために寄付をするのか、あるいは自分が大事にしているコミュニティに貢献するのか。お金の使い方を意識的に選択すれば、それは自分の人生をデザインする行為にもなります。そこに“稼ぎ方の優劣”とは別の軸での豊かさが生まれ、お金そのものよりも、お金で得られる体験や信頼、学びが大きな資産として残っていきます。

まとめ

お金の稼ぎ方だけでなく、使い方こそが人生観や価値観を映し出します。単なる消費ではなく、体験や学び、応援など、どのように活かすかによって未来が変わります。自分の支出を振り返り、意識的に選択することが、豊かな生き方につながっていきます。

㉙ワークインライフという生き方
仕事を人生の彩りに変える発想

近年、「ライフワーク（ワークライフ）バランス」という言葉が浸透し、仕事と生活を分けて考える動きが注目されています。しかし、人生をより楽しむためには、生活の一部で仕事を定義する「ワークインライフ」の考え方を自分は勧めています。ここでは、仕事と私生活を対立軸として見るのではなく、人生全体の充実を高める方法として、ワークインライフの考え方を具体的に探ってみます。

1. ライフワークバランスからワークインライフへ：概念の違い

「ライフワークバランス」は、仕事（ワーク）と生活（ライフ）を分けて考え、両者が衝突しないようバランスを取ることを目指す考え方です。一方、**「ワークインライフ」**は、人生という大きな枠組みの中に仕事が組み込まれているという発想が根底にあります。例えば、1日のうち起きている時間の半分近くを仕事に費やすと考えれば、その仕事が充実しているかどうかは人生全体の満足度に大きく影響します。

逆に、仕事と私生活を明確に区切るほど、「仕事時間＝苦労」「プライベート時間＝解放」のような図式に陥りやすくなります。ワークインライフでは、「仕事で得られる楽しさややりがい」を生活の一部として捉え、**仕事を通じて人生そのものを豊かにする**ことを目指しています。

2. 仕事は人生の構成要素：楽しい毎日をデザインする

ワークインライフの考え方では、仕事は単なる収入源ではなく、学びや達成感を得る重要な場面とも捉えていきます。1日24時間のうち、大半が睡眠と仕事で占められる以上、仕事をどう楽しむかは人生の満足度を左右する大きな要素です。例えば、プロジェクトに熱中して新しいスキルを身につけたり、同僚とアイデアを出し合って新しいサービスを生み出したりする過程が、そのまま自己成長や喜びにつながることもあります。もちろん理想通りにワクワクできる仕事ばかりではありませんが、意識的に「自分の人生を充実させる手段の一つ」として仕事を見直すことで、結果的には仕事にも没頭しやすくなり、自分が望むライフスタイルを築きやすくなります。

3. 仕事とプライベートの境界線を溶かす：メリットと注意点

ワークインライフの実践によって、仕事とプライベートの境界が薄くなることがあります。友人との会話からビジネスのヒントを得たり、家族との団らんが明日の仕事の意欲につながったりするなど、境界線を引かないからこそ生まれる相乗効果は大きいです。一方で、この境目が曖昧になりすぎると「常に働いている感覚」に陥り、休息が不足するリスクも伴います。そこで、休日はあえて仕事道具や連絡手段から離れる時間をつくるなど、自分なりのオンオフを切り替える工夫が必要です。大切なのは境界を無理やり引くのではなく、自分に合ったペースで境界をコントロールし、仕事と生活が互いを高め合う状態を維持することです。

4. 理想と現実をすり合わせる：自分なりのワークインライフ

理想を掲げても、現実には常にやりたい仕事ができるとは限りません。負担の大きい業務や苦手なタスクを避けられないことも多いです。それでも「ワークインライフ」を意識することで、多少の困難も「自分の人生にプラスになるプロセス」と捉えられます。例えば、嫌いだった作業を工夫して乗り越えた経験が、新たなスキル習得や人脈形成につながる場合もあります。

理想を持ちながら、現実の制約に合わせて柔軟にやり方を変えることが大切です。もし苦痛が大きいと感じたら、上司や仲間に相談して配置転換を検討するなど、小さな対策を重ねることで、自分なりのワークインライフを現実に近づけることができます。

まとめ

「ワークインライフ」は、人生をより楽しく、充実させるために仕事を一つの大きな要素として捉える考え方です。理想と現実の間で悩むこともありますが、境界を意識的にコントロールし、仕事を通じて人生全体を豊かにする工夫を続ければ、自分だけの幸せな働き方を築いていけます。

㉚働き方の“正解”は自分で創る
迷いを力に変えるキャリア構築法

働き方やキャリアの選択肢がかつてないほど増える一方で、「どれが正解か」と悩む声が絶えません。しかし、実は“正解”は最初から用意されていません。大切なのは、自分が選んだ道を粘り強く正解へと育てる姿勢です。ここでは、選択に迷うこと自体をプラスに変え、最終的に自分らしい働き方を確立するための考え方を探っていきます。

1.「正解がない」からこそ、自分の軸を育てる

働き方やキャリアを選ぶ上で、はじめから明確な正解は存在しません。医療職やIT業界、起業や研究職など、多様な道はあっても「これを選べば必ず成功する」と断言できるものはないのです。だからこそ重要なのは、**“何を大切にしたいか”という自分の軸**を育むことです。例えば「患者さんに寄り添う喜び」や「最新技術を追求したい」、あるいは「自由な時間を確保して家庭を重視したい」など、人によって基準は異なります。自分の軸をはっきりさせれば、「どんな働き方が自分を活かせるか」が見えやすくなり、選んだ道を正解へ近づける努力にも意欲を持てます。つまり“正解がない”状況は、自らの価値観を深める貴重なチャンスでもあります。

2.「選んだ道を正解にする」行動と修正のスパイラル

たとえ迷いがあっても、一度決断して歩み始めれば新たな壁や意外なチャンスに遭遇します。ここで本当に大切なのが、**“選んだ道を正解にする”という意識**です。

具体的には、小さな行動を積み重ね、うまくいかない部分があれば柔軟に修正していくサイクルを回すことです。例えば希望する診療科を選んだものの、自分の得意分野と微妙に合わないと感じたら、別の専門を学んでみる、研究職に転じる、関連資格を取るなど、対応策は多様です。その繰り返しにより「やはりこれは自分に合っている」「この選択を正解に変えられた」と思える瞬間がやってきます。逆にいえば、行動と修正を怠れば、どんな好条件の働き方でも“宝の持ち腐れ”になりかねません。

3. 迷いを成長の糧に：周囲の意見との向き合い方

家族や同僚、先輩のアドバイスを受けると、余計に迷ってしまうこともありますが、この“迷い”はむしろ自分の軸をクリアにするチャンスです。例えば先輩は安定を勧めるかもしれませんが、あなたが求めるのは挑戦かもしれません。どんな助言も「自分の場合はどうか」とフィルターを通し、採用できる部分は取り入れ、合わない部分は潔く手放す。そうして最終的に自分で決断すれば、納得感が高く、失敗しても「自分が選んだから仕方ない」と捉えられます。その意識の差が、行動を継続するモチベーションとなり、結果的に選んだ道を正解へと導きます。周囲の意見はあくまで参考であり、最終的な責任と自由は自分にあるのです。

4. 選択後の努力が「自分らしい働き方」を築く

どんな働き方でも、選択そのものはスタート地点にすぎません。その後の日常的な努力や改善が、働き方に磨きをかけ、自分らしいスタイルへ成長させていきます。例えば、医療現場を選んだのなら患者とのコミュニケーション技術を高めたり、チームマネジメントを学ぶなど、具体的に取り組めることはたくさんあります。もし起業を選べば、経営知識やマーケティングを学びながら新たな価値を創出していく過程で、自分らしさが明確になります。こうした努力の積み重ねが、「あの時の選択は間違っていなかった」と実感できる根拠となり、やがては自分自身の働き方を唯一無二のものに仕上げていきます。

まとめ

働き方やキャリアに“絶対の正解”はありません。大切なのは、自分が選んだ道を正解に変えていくために行動と修正を続ける姿勢です。迷いや失敗すら成長の糧と捉え、自分らしいスタイルを築いていく――その積み重ねによって、豊かな人生と働き方が同時に実現できるようになります。

㉛ 医師が果たす価値
医師法 1 条を軸に“社会を健康にする”多彩な道

医師と聞くと、病院で患者を診る姿を思い浮かべがちです。しかし、医師法1条で示される「社会を健康にする」という使命は、臨床医療だけでなく、研究や産業医、行政、さらにはビジネスの領域でも十分に発揮され得るものです。ここでは、医師の価値を改めて見直し、「医師は何を提供できるのか」を多面的に考えてみたいと思います。

1. 医師法 1 条に立ち返る：「社会を健康にする」原点

医師法1条は、**医師の基本的な使命**として**「社会を健康にする」**ことを掲げています。多くの人は、“医師＝病院での臨床”と思い込みがちですが、実はこの目標を達成する手段は一つではありません。外来診療や手術を通じて患者を助けるのも大切ですが、研究者として新しい治療法を生み出す、企業の産業医として従業員の健康を守る、行政で公衆衛生政策に関わるなど、医師が貢献できる場面は幅広いのです。

ここでポイントなのは、「社会を健康にする」という大きなゴールが先にあって、その実現の方法は多岐にわたるという考え方です。医療の範囲を病院やクリニックだけに限定するのではなく、社会のさまざまな問題に関わることで医師としての価値を最大限に発揮できます。

2. 臨床以外にも道がある：研究・産業医・行政

医師免許が活きるのは、何も病院や診療所だけではありません。例えば、研究職の道を選べば、新薬や新しい診断技術の開発に取り組んで、世界中の患者を救う成果を得られるかもしれません。また、企業の産業医になれば、職場の衛生環境やメンタルヘルス対策に関わり、従業員の健康を保つことで企業全体の生産性を高める役割を果たせます。さらには、行政領域で公衆衛生や医療政策を担当すれば、法律や制度の面から社会を健康に導くことが可能です。感染症対策や健康保険制度の設計など、国全体のヘルスケアの枠組みに大きく貢献できます。医師が活躍できる舞台は驚くほど幅広いといえます。

3. ビジネス領域への広がり：医師の新たな貢献

近年、医療×ビジネスの領域にも大きなチャンスが生まれています。例えば、IT企業と協力してオンライン診療プラットフォームを開発したり、AIを活用した診断支援システムを企画したり――こうした仕事には医療現場のリアルを知る医師の視点が欠かせません。また、医師がスタートアップを起業し、自由診療やヘルステック分野で新サービスを展開するケースも増えています。

このように、医師がビジネス側と協力することで、より革新的な医療サービスが生まれ、患者の利便性や社会全体の健康度が向上する可能性があります。医師としての専門知識を“ビジネス”という別のスキルと組み合わせることで、従来の医療とは違う角度から“社会を健康にする”活動が可能なのです。

4. キャリアを選ぶ際の視点：医師免許の活かし方

医師になると“病院で働く”のが当たり前に思われがちですが、実際は「自分はどう社会を健康にしていきたいか」を軸に考えれば、さまざまな選択肢が見えてきます。例えば、患者と直接関わりたいなら臨床が向いているでしょうし、広範囲の人々を支えたいなら行政や産業医の道もあります。研究や教育に力を入れたい場合は大学院進学や研究所勤務が考えられ、ビジネス的な発想を活かしたいなら起業やヘルステック企業での活躍が可能です。

要は「医師免許」＝「臨床」という固定観念から離れ、自分の興味や強み、ライフスタイルに合う道を選べる時代になっているということです。そこに共通するのは、いずれも“社会を健康にする”という大きな目的を軸にしている点です。

まとめ

医師法１条が示す「社会を健康にする」という目標は、病院勤務だけでなく研究や産業医、行政、ビジネスなど、多彩な形で叶えられます。医師免許を活かすフィールドが広がる今、自分がどこでどう貢献したいのかを再考するのは有意義です。医師という資格を出発点に、自分の興味や得意分野と組み合わせることで、“社会を健康に導く”新しい道を創造することができます。

㉜ 医師キャリアの再定義
医局システム外で柔軟に生きる

日本の医療界において、大学病院を中心とする医局システムは長きにわたり人材を育成し、地域医療を支える大きな存在でした。しかし、働き方改革や医師需給の変化が進み、多様なキャリアパスを自由に選択する時代が広がりつつあります。専門医取得や研究実績など医局の利点を踏まえつつ、独自の道を切り拓く医師の姿が注目されています。

1. 医局システムの成り立ちと性質

医局システムは、大学病院を頂点に教授を中心とする階層構造を築き、歴史的に若手医師の教育や研究を組織的に行ってきた枠組みです。地域医療への医師派遣を通じて地方の病院を支える一方、専門医取得の道筋も整備するなど、長年にわたって医療界を根底から支える役割を果たしてきました。しかし、教授や先輩医師の方針に強く左右される面があり、病院の異動の頻度が高いことから、個々の医師がキャリアを主体的に組み立てにくいという側面も指摘されています。さらに、研究・臨床・教育のすべてを担う大学病院特有の文化ゆえに、ライフステージや家庭の事情との整合も図りにくいです。学問的な恩恵を受けやすい反面、自らの希望とは異なる勤務地への配属が行われる場合があることも、医局勤務の一つの特徴です。

2. 医局外で広がる新たなキャリア

医局を離れる選択をする医師が増えている背景には、働き方改革で自由度の高い勤務形態を志向する流れや、地域医療や産業医、企業で働く医師など多様な領域の整備が進んだことがあります。民間病院に直接就職し、夜勤の回数やシフトを柔軟に調整する方法や、企業で産業医として勤務するケースも目立ち始めました。さらに、フリーランス医師として複数の医療施設を掛け持ちし、オンライン診療を組み合わせて働くスタイルも選択肢となっています。こうしたキャリアは医局の常識からは外れるかもしれませんが、実際には専門医資格を取得しながら新技術や異分野の知見を取り込むことで、独自の強みを発揮する医師が登場している点が大きな特色だといえます。

3. 専門医取得と学会制度の変化

医師にとって専門医資格はキャリアを確立する上で欠かせない要素ですが、かつては大学病院や関連施設での勤務が前提とされることが多くありました。近年、専攻医制度や学会認定の基準が見直されるなか、民間病院や複数施設を組み合わせた研修プログラムでも症例数や指導体制を満たせる可能性が高まっています。例えば、大学病院で得た研究と臨床の基盤を活かしながら、地域医療で多様な症例を積んだり、海外留学で先進的な手技を学んだりして資格取得に必要な要件を充足する医師が出てきました。

ただし、医局外では指導医や症例管理を自分で整備しなければならない点が難所でもあります。学会の新制度を調べ上げ、各病院や指導医と綿密に連携し、症例記録を計画的に蓄積することで、医局に属さずとも専門医への道を着実に進める事例が増えているのが現状です。

4. 自分軸を確立したキャリア設計

医局を出るかどうかを検討する際、大切なのは「自分は何のために医療に携わっているのか」を明確にすることです。研究志向が強いなら大学との関わりを維持しつつ、企業や海外機関と共同研究を行う道が見えてきますし、地域への貢献を重視するなら地方病院や自治体と協力して在宅医療を推進することもできます。家庭との時間を確保しながら柔軟に働きたい場合は、フリーランス医師としてオンライン診療を組み合わせたり、非常勤でいくつかの病院を掛け持ちするやり方も現実味を帯びています。そのぶん経営的リテラシーや交渉力が不可欠ですが、自分が求める働き方と専門領域を掛け合わせることで、これまでの医局システムにはない新しいキャリアの形が広がります。結果として、個々の医師が高いモチベーションを維持しながら、多角的に活躍できる土壌が形成されつつあります。

まとめ

医局システムは専門性を磨く上で大きな利点を持ちながら、同時に自由度やライフステージへの対応に制約があります。働き方の多様化や学会制度の変遷によって、医局外での専門医取得や国際的なキャリア構築が現実的になってきました。自分の方向性に合った環境を選び、柔軟かつ主体的にキャリアを形づくる流れが加速しています。

㉝ 市場価値を高める転職戦略
リアリティと可能性

転職によってキャリアを変える選択肢は、医師にとって大きな分岐点といえます。医療界で市場原理が強まる中、自分の専門性や人生設計を明確にし、適切な選択肢を見極める姿勢が重要になっています。転職情報の活用や自身の強みの可視化など、具体的な取り組みがキャリアの幅を広げる契機となります。

1．医師専門の転職市場の現状

医師専門の転職エージェントや求人サイトは近年増加し、地域や診療科ごとに細分化された求人情報が容易に検索できるようになっています。高報酬案件や定時勤務が可能な公的病院など、多彩な選択肢を提案するエージェントもあり、**転職**を視野に入れる医師の数は上昇傾向にあるようです。ただし、診療科や地域ごとに医師不足の度合いや求人条件の差が顕著で、特定の分野では過剰供給気味とされる一方、小児科や産婦人科など慢性的に人材が足りない領域もあります。報酬相場や勤務体制は時期や場所によって変化しやすく、実際の条件を確かめるにはエージェントの情報だけでなく、独自に関連施設を調べることも大切です。そうした動きを通じて、医師は自らの希望条件や専門性がどの程度評価されるかを客観的に把握し、キャリア形成をより柔軟に進められます。

2．自分の強みを可視化する方法

転職やキャリアチェンジを検討する際、まずは自分が持つ専門性やスキルを整理し、**強みを可視化**することが出発点になります。例えば、専門医資格だけでなく、論文や学会発表といった研究実績、管理業務やチームビルディング力、コミュニケーション能力など、数値化しづらい要素も含めて洗い出すとアピール材料が豊富になります。職務経歴書を作成するときには、担当症例数や具体的な患者満足度向上のエピソードなど、定量的かつエピソード豊富な記述が効果的です。自分では当たり前と感じている業務経験やノウハウが、ほかの医療機関では高く評価されるケースもあり、思わぬ需要を発見する機会になります。転職エージェントに相談する場合も、事前にこうした強みを明確にしておくと、より的確な求人紹介や条件交渉につながっていきます。

3. 面接・交渉で意識すべきポイント

医師の転職では、給与や勤務条件の交渉が欠かせないステップです。あらかじめ相場を調べ、面接の段階でどのような患者層や診療スタイルを希望しているかを具体的に伝えると、相手側も条件調整を検討しやすくなります。休日や当直回数、研究時間や教育体制など、医師としての成長やライフステージに大きく関わる要素は、曖昧にせずしっかりと相互理解を図ることが大切です。エージェントを利用する際には、本人に代わって年収や条件を交渉するケースも多いですが、最終決定権はあくまで自分自身にあるため、主体的な判断が必要とされます。面接では柔軟性と専門性を同時にアピールし、これまでの経験を具体的な数値や事例を交えて語ることが有効です。相手に信頼感と協調性を伝えながらも、自分の希望をしっかり提示するバランスが転職成功には大切です。

4. 転職をめぐるリスクと事前準備

転職にはメリットだけでなく、人間関係や研究環境のリセットなど負担となる要素も含まれます。すでに築いた信頼関係や研究仲間との連携が断たれる可能性はリスクと考えられ、新しい職場で一から関係を築くための労力も大きいかもしれません。医局から離れる際に専門医の症例数や推薦が確保できるかも注意したいポイントです。さらに、家族との生活や引っ越しの有無など、プライベートへの影響を見極めておかないと、後から不都合が生じるケースもあります。現職の円満退職を心がけることも重要で、急な辞め方をすると将来の人脈や学術活動に影響するかもしれません。こうしたリスクを回避するためにも、転職エージェントや先輩医師などから情報を収集し、期間に余裕をもって準備と相談を進めていく必要があります。

まとめ

転職市場を定期的にチェックし、自分の専門性や希望条件を明確にしておくと、医師としての市場価値を客観的に認識しやすくなります。ライフステージやキャリア志向に合った職場が見つかれば、仕事への満足度と収入面の安定感が高まる可能性があります。道徳と経済の視点を踏まえた上で、柔軟な選択肢を常に持っておくことが、今後の医療界を生き抜く大きな強みになります。

㉞医局卒業のリスクとリターン
計画で挑む新世界

医局を離れる決断は、医師としてのキャリアを大きく左右する重要な選択です。専門医取得や研究環境など、医局には多くの恩恵がありますが、同時に上下関係や異動命令などの制約もあります。医局卒業に伴うメリットとリスク、そしてスムーズに移行するためのポイントをまとめます。将来の可能性を広げる一助になれば幸いです。

1. 退局前に確認しておく要点

医局を離れる時期を見定める際、まず考慮したいのは専門医や指導医といった資格取得の進捗状況です。ゴールが近いなら、必要症例や研修要件を十分に満たしてから退局したほうが、資格獲得の可能性を下げずにすみます。また、研究や論文執筆が進行中であれば、指導教官との連携や発表の目途をつけておくことが大切です。未完の研究を中途半端に残すと、後々トラブルを生むケースもあります。さらに、教授や先輩医師に対して感謝を伝え、丁寧な説明を行うことで、卒業後も学会や勉強会で良好な関係を維持しやすくなります。退局後のネットワークはきわめて重要であり、医局への義理を果たす意味でも計画的な時期選定と円満な手続きを心がけたほうがよいです。加えて、後輩への引き継ぎやデータ管理など、実務面の整理を怠らないようにすることもポイントです。

2. 卒業がもたらす自由とチャンス

医局を出る最大の利点は、**キャリア選択の自由度**が大きく高まることです。上司の意向に左右されず、自分の希望する診療科や勤務先、働き方を選択できるため、民間病院でのより高年俸やオンコールが少ないポジションを得る例も増えています。また、美容医療や在宅医療など、新たな領域に踏み出しやすいのも魅力です。厳格な上下関係から解放されて職場がフラットになる場合が多く、リーダーシップや独自の研究テーマを発揮しやすい環境を探すことも可能です。さらに、専門医取得や研究実績をある程度積み上げた後であれば、医局在籍の意義を十分に享受した上で、新たなステージへ移行することもできます。こうした柔軟な働き方を通じて、従来の枠組みにとらわれないキャリアビジョンを描きやすくなる点こそ、卒業後の大きなメリットといえます。

3. 覚悟しておきたいリスク

医局を離れることで、研究や学会活動の機会が減り、症例や最新情報を得にくくなるリスクは見逃せません。教授や先輩たちが持つ人脈にアクセスしづらくなれば、専門分野のスキルアップや学会発表の場が限られる可能性があります。また、大学病院や関連施設間に根強い派閥が残っている場合、「退局＝裏切り」と受け取られ、人脈形成や転職活動で不利になることも否定できません。さらに、待遇面で一時的に年収が上昇しても、長期的なキャリアパスが不透明になる懸念も大きいです。医局が提供していた安定したポジションや症例紹介などを自ら確保しなければならず、資格更新や研修計画も自己責任で進める必要があります。加えて、家族の理解やメンタル面のケアを怠ると、自由になったはずが逆に多忙になるケースもあるため、リスク意識を持つことが重要です。

4. 円満退局への戦略

円満に退局するためには、タイミングと人間関係を入念に計画することが欠かせません。例えば、専門医試験や論文提出など、大きな目標を達成した直後を退局時期に設定すれば、資格や研究の区切りをつけやすくなります。同時に、教授や先輩医師、事務スタッフへの根回しも怠らないようにすることが必要です。ただ、区切りができるからその時に辞めるのが最適かどうかは状況によります。紹介状の作成や研究データの扱いなど手続き面の連携を行うことで、円満に医局を卒業できるだけでなく、今後のネットワーク維持にもプラスに働きます。さらに、次の職場選びは早めに動き始め、SNSを活用して情報交換を進めると安心です。

退局後も必要に応じて古巣に相談できる関係を保てれば、孤立を回避し、お互いにメリットを生む連携が可能になります。断絶ではなく、新たなステージに踏み出す一環と捉えて、計画的に動くことが成功へとつながります。

まとめ

医局卒業は旧来の慣習を超えて多彩な働き方を実現するための大きな一歩です。社会的使命と経済的安定を両立しつつ、自らの可能性を広げる選択肢として、綿密な計画の上で踏み出す価値は十分にあります。

㉟「断る」力
選択と集中でキャリアを守る

医師は“患者優先”の文化と強い責任感により、どうしても断ることが苦手になりがちです。その結果、過剰な業務や追加当直を引き受けてしまい、疲弊や燃え尽き症候群に陥る例も少なくありません。ここでは、キャリアを守る上で欠かせない**“断る力”**の重要性と具体的な実践法、そしてスムーズに伝えるためのコミュニケーション術を考えていきます。

1. 医師が過剰労働を引き受けやすい構造

医師が過剰労働を引き受けやすい背景には、“患者を優先すべき”という倫理観や、少しの犠牲は仕方ないという風潮があります。加えて、上下関係が根強い医療現場では、上司や先輩からの依頼を断りにくい点も見逃せません。断れば患者やチーム全体に迷惑をかけると思い込み、罪悪感に苛まれるケースが多いのです。こうした環境下で無理を重ね続けると、やがて疲労が蓄積し、集中力の低下や医療ミスに直結する危険性が高まります。

また、個々の医師が「誰かがやらなければ」という思いを抱えてしまい、過度に業務を背負いこむ心理が働きやすい点も指摘されています。こうした状況が続けば、本人の心身だけでなく、医療サービス全体の質や安全性にも影響を及ぼしかねないため、早めの対策が求められます。勤務環境を整えつつ、過剰な業務を避ける術を学ぶことが、患者と自分自身を守る最初の一歩となります。

2. “断る”ことで得られる利益

「断る」ことは、一時的に業務量を減らすだけでなく、医師の心身の健康や診療の質を守る上で重要な役割を果たします。余裕のある状態で患者と向き合えるため、診断の精度やケアの質が向上し、結果的に患者満足度も高まります。また、自分の専門性を磨くための勉強時間や家族と過ごす時間を確保できるのも大きな利点です。

過剰労働が続けばモチベーションが下がり、パフォーマンスの低下やバーンアウトのリスクが高まります。一方で、上手に取捨選択を行って業務を断ることができれば、自身の得意分野に集中できるため、より専門性の高い医療を提供しやすくなります。その結果、周囲からの評価も高まり、長い目で見ればキャリアアップの可能性が広がります。「断る」ことは自己保身ではなく、患者や組織にとってもプラスに働く選択です。

3. 具体的な断り方

実際に断る場面では、伝え方を誤ると誤解や対立を招きかねません。大切なのは、ただ「NO」と突き放すのではなく、理由と代替案をあわせて提示することです。例えば、「今は他の業務に専念しており対応が難しいので、代わりに○○先生にお願いしてはいかがでしょうか」というように、具体的な対応を提案します。

また、「この業務を引き受けると、現在進めている研究や診療に支障が出そうなので、今回は辞退します」といった形で、自分が抱えている優先事項を明示することも有効です。さらに、相手への感謝や協力の意思も併せて伝えれば関係は悪化しにくくなります。要は、“相手を否定する”のではなく“自分の状況を正直に説明する”スタンスが肝心です。こうすることで、不要な摩擦を避けながら適切な負担配分を実現できます。

4. 断る力を高めるメンタル面のコツ

断りづらさの裏には、強い責任感や罪悪感があるかもしれません。しかし、自分が限界を超えて働き続けても、患者や組織にとって必ずしもプラスになるとは限らないのが現実です。疲労困憊の状態では判断力や集中力が落ち、医療ミスのリスクを高める可能性があります。そこで、“無理をせず質の高い医療を提供するためにも、必要なときに断るのはプロとして当然”という考え方を持つことも重要です。さらに、後輩や同僚に業務を振ることで、彼らの成長を促す効果も期待できます。結果的にチーム全体の能力が底上げされ、より多くの患者を支えられるようになります。要するに、“断る”ことは組織の未来を見据えた投資でもあるのです。セルフケアを忘れず、余力をコントロールするマインドを養うことで、長期的な視野でベストな医療を続けることができます。

まとめ

医師にとって“断る力”は、患者に持続的に高水準の医療を提供するための重要な戦略です。無理のない働き方を選び、専門性を高め、道徳と経済を両立させるためにも、必要な場面で“断る”選択を恐れず取り入れてほしいです。

㊱ 人脈拡大
異業種交流で新視野獲得

医療界は専門領域ごとのコミュニティが強固である反面、外部からの新しいアイデアや人材を得にくいという特徴があります。しかし、現代のヘルスケアはテクノロジーや行政との連携なくしては進化しにくいのも事実です。医師として多様なキャリアを築きたいなら、異業種と交わるネットワークの構築がとても大切です。

1. 医療界の“閉じたネットワーク”から抜け出す意義

医療は大学病院や学会を中心に緊密な共同体を形成し、症例報告や研究発表など同業者同士で深い結びつきを持ちやすい領域です。一方で、そうした専門性の高さゆえに外部の技術や知見と触れる機会が限られがちになる側面があります。結果として、医療をさらに発展させるアイデアや、社会的課題に取り組む新たなアプローチを見逃す可能性が生じます。

しかし、実際には医療を革新するヒントは医療界の外に存在することも珍しくありません。例えば、オンライン診療のプラットフォームのケースが典型的ですが、IT 企業が開発を主導し、医療従事者が実運用をフィードバックして完成度を高めているのです。医師が自ら外の世界に踏み出せば、新しいテクノロジーや社会事業と結びついた形で、大きな価値を生むサービスを作るチャンスが広がっていきます。

2. 異業種（IT、金融、行政など）との接点づくり

忙しい医師が**異業種**のイベントや勉強会に参加するのは、最初はハードルが高く感じられるかもしれません。それでも、起業家コミュニティや行政の政策勉強会といった場では、医療の実情や課題に興味を持つ人が多く、医師の専門知識や視点が求められる局面が少なくありません。こうした場所で、自分が感じている現場の課題を共有すると、相手側から意外なアイデアや技術的解決策が提案されることもあります。

また、**オンラインサロンや SNS の活用**は、現代の医師にとって手軽な方法です。特に X（旧 Twitter）や Facebook を通じて情報発信を行い、興味を持ってくれた企業や個人と直接つながることで、オフラインで会う前にお互いの人となりを把握することもできます。地域イベントから国際的な勉強会まで、視野を広げる選択肢は数多く存在するので、「医療業界以外は敷居が高い」と決めつけずに試してみる価

値は十分にあります。

3. 人脈づくりがキャリアに与える効果

異業種との交流で得られる最大のメリットは、医師のキャリアに新しい可能性が開けることです。例えば、IT企業の顧問医師として関わることで、医療とテクノロジーを融合させるビジネススキルやマネジメントのノウハウを身につけられるかもしれません。金融業界とのパイプを持てば、新しい医療投資の枠組みを学び、自院やプロジェクトの資金調達に役立てることも考えられます。

さらに、医師の臨床経験と他業種の専門性が掛け合わさることで、従来の病院中心型医療から地域密着型、在宅・介護連携型など、多彩なモデルを生み出すヒントが得やすくなります。これは患者ケアや社会貢献の観点からも大いに意味のあることです。異業種ネットワークを通じて手にしたビジネスの視点は、やがて医師としての専門領域を超える新しいキャリアパスに結びついていく可能性を秘めています。

4. 継続的な信頼関係を築く秘訣

新たな人脈を得ても、ただ名刺交換して終わりではキャリアには結びつきにくいのが現実です。重要なのは、定期的にコミュニケーションを取り、互いの近況や課題を共有し続けることです。忙しい医師であれば、SNSやメールでの一言フォローアップを続けるだけでも「つながりの維持」には有効です。また、医師が持つ知識やネットワークを“ギブ”する姿勢も大切で、相手の疑問や相談に対して、可能な範囲でサポートを行うことで強い信頼関係が生まれやすくなります。

相手から見れば、「この医師は自分たちにとって本当に価値のあるパートナーになり得る」と思ってもらうことが、継続的な協働のきっかけです。そこから共同プロジェクトやコラボレーションへと発展すれば、各々の専門性を掛け合わせた新しいサービスや研究、取り組みが立ち上がる可能性も一気に広がります。

まとめ

異業種とのネットワークは、医師のキャリアや医療の在り方に新しい道を開く大きな力を持ちます。専門性を持ちながら外部との連携を積極的に図ることは自分の可能性を開くことにつながるので積極的に交流を進めてもらいたいと思っています。

㊲ 医師×起業
開業か新規ビジネス創造か

医師の独立といえば、これまではクリニック開業が主流でした。しかし近年、医療知識を活かした新規ビジネス創造にも注目が集まっています。病院の外へ飛び出し、テクノロジーや他業種と連携することで、医師が切り拓く可能性はさらに広がり続けています。

1. クリニック開業の魅力と課題

クリニック開業は、従来から医師の独立手段として多く選ばれてきました。地域の患者に密着し、診療方針やスタッフ体制を自ら決定できる自由度は大きな魅力です。また、保険診療を中心とする安定収入が得られ、地域医療に直接貢献しやすい点も大きな利点です。しかしその一方で、資金調達や立地選定、スタッフの採用など、事前の準備に手間とコストがかかるのも事実です。さらに患者数や診療科目が限られる場合、収益が思うように伸びず経営難に陥るリスクも否めません。安定感がある反面、新たな展開を模索するには制約が生じる可能性があります。

2. テクノロジー融合で生まれる新規ビジネス

AI診断や遠隔医療、医療アプリなど、テクノロジーの進歩は医療ビジネスに新たな可能性を生み出しています。例えば、オンライン診療プラットフォームを立ち上げれば、地域を超えて多くの患者をサポートできるだけでなく、検査結果をAI解析して個別化医療を提案することもできます。医師が持つ専門知識を生かして企業と共同開発を行うケースも増えており、研究結果のビジネス転用や、患者の健康データを活用した新商品開発など、多岐にわたるプロジェクトが動き始めています。こうした先端領域で起業する医師には、柔軟な発想力と強いリーダーシップが求められます。

3. 医師の起業を成功させるためのポイント

医師として**起業**する際は、まず自身の専門分野を軸にしたビジネスモデルを明確にすることが大切です。どのような医療課題を解決し、誰に価値を提供するのかを具体化すれば、資金調達やパートナー探しがスムーズになります。また、経営や法律、IT など医療以外の知識が不可欠な場面も多いため、多職種とのネットワークやアドバイザーの活用が大切です。さらに、医療従事者としての信頼感を活かしながらも、挑戦的な姿勢を忘れずに試行錯誤を繰り返すことが、新規ビジネスを軌道に乗せる上で大きな武器となります。

4. どちらを選ぶ？ 意思決定の視点

クリニック開業か、テクノロジーを活用した新規ビジネスか――最終的な選択は、自身の志向や目指す医療の形によって異なります。患者と対面で直接触れ合い、地域に根ざしたケアを行いたいなら開業が向いています。一方、医療課題を大きなスケールで解決したい、研究や IT とのコラボで新たなサービスを築きたいと考えるなら、起業へ踏み出す価値があります。どちらを選ぶにしても重要なのは、自分が何を実現し、どんな未来を切り拓きたいのかを明確にすることです。その答えが見えれば、必要な準備や仲間集めのアプローチも自然と定まってきます。

拙著『医療×起業：医師・医療者のためのスタートアップ起業ガイド』（メディカ出版）という書籍で、20 人の医師・医学生・医療従事者の起業リアルが書かれています。参考にしてもらえるとうれしいです。

まとめ

医師の独立には、クリニックを開業して地域に密着する道と、テクノロジーを活用し新規ビジネスを生み出す道があります。いずれも医師ならではの専門性と使命感が活きる選択肢ですが、求められるスキルや視点は大きく異なります。大切なのは、自分が成し遂げたい医療の理想像を描き、その実現に適した手段を見極めることです。

㊳ 企業提携基礎知識
契約・法務リスク回避

近年、医師が企業と協働して新たな医療サービスを創出するケースが急増しています。しかし、共同研究契約やNDA、利益相反管理など法務面の知識が不足したまま取り組むと、後々トラブルに発展する恐れも少なくありません。ここでは、契約やリスク回避の基本的なノウハウを共有します。

1. 共同研究・共同開発契約

企業と協働して新たな医療サービスを開発する際、まず注目すべきは共同研究や共同開発契約の内容です。具体的には、知的財産権の帰属や収益配分、研究成果の発表時期などが焦点となります。例えば、特許をどちらの名義で申請するのか、学会発表のタイミングをいつにするのかなど、曖昧なまま進めると後で大きな衝突を招きかねません。さらに、補助金や助成金を受けるプロジェクトでは、関連する報告義務や成果物の扱いに特別な規定が設けられるケースもあります。これらを**契約書**に明確化しておくことで、医師と企業双方が合意のもと円滑にプロジェクトを遂行し、互いの信頼関係を強固に保ちやすくなります。結果として、双方にとって納得感のある成果が得られやすいのも、大きなメリットといえます。

2. NDA（秘密保持契約）の重要性

プロジェクト初期に締結されることの多い**NDA（秘密保持契約）**は、機密情報や患者データを扱う上で特に重要です。どの範囲の情報を、いつまで秘密扱いとするか、情報漏洩時の責任はどう分担するかといった点が明記されていないと、後に大きな混乱を招く場合があります。医療分野では個人情報保護法や学術研究の倫理規定も絡むため、一般企業のNDAテンプレートをそのまま使うのは危険です。契約期間終了後の情報公開制限や、誤送信など軽微なトラブルが生じた場合の対処法まで盛り込むことで、実務レベルでの安全を確保しやすくなります。結果的に、共同開発の円滑化と患者プライバシー保護が両立しやすくなります。

3. 競業避止・利益相反の可能性

大学や病院に所属しながら企業と提携する場合、**競業避止**や**利益相反（COI）**の管理が大きな課題となります。例えば、所属機関の研究テーマと企業の開発領域が重複すると見なされれば、契約解除や研究の制限を求められる可能性も否定できません。加えて、公共研究費や寄付金を受けている組織では、医師が企業から報酬を得る際の利益相反申請が義務づけられるケースが多く、未申告のまま活動すると「特定企業を優遇しているのでは」と疑われるリスクが高まります。このような事態を避けるには、企業契約を結ぶ前に所属先の規定を確認し、企業側にも条件を共有しておくことが不可欠です。明確なルール設定が、信頼を損なわずにプロジェクトを進めるためには大切です。学会活動と研究評価に影響を及ぼす可能性もあるため、十分な注意が求められます。

4. トラブル事例と予防策

実際の契約トラブルでは、口頭合意を文書化しないまま進めた結果、作業範囲や知的財産の扱いをめぐって対立が生じた例があります。例えば、当初は善意で追加業務を引き受けていた医師が、後日その報酬や権利が不透明になり、不満を募らせるケースなどが典型です。こうしたリスクを回避するには、プロジェクトの進捗に応じて契約内容を定期的に見直し、責任分担や利益配分を明確にし続けることが重要です。また、企業法務や顧問弁護士など専門家のサポートを受けることで、契約条項の抜け漏れを防ぎやすくなります。契約を土台として信頼関係を育むことが、新サービスの開発成功を後押しするといえます。特に友達関係であるほど契約はしっかりしたほうがよいです。

まとめ

企業と医師が協働する際には、共同研究や秘密保持契約、利益相反の管理など法務面の理解が欠かせません。条件を明確化し、専門家の助言を得ながら協議を進めることで、トラブルを防ぎつつ公平な成果の共有が可能になります。医療と産業界の連携を円滑にし、新たな価値創造を後押しするためにも、契約にはしっかり注意してください。

㊴スタートアップ参画
EXIT 戦略まで見据える

近年、医師がスタートアップ（ベンチャー企業）に加わる機会が増えています。デジタルヘルスやバイオテックで専門知識が求められる一方、**スタートアップ特有の報酬体系や EXIT 戦略**を理解しないまま携わると、大きなリスクを背負いかねません。ここでは、契約交渉の心得からイグジットまで、医師が押さえるべき重要事項を整理します。

1. スタートアップの成長プロセス

スタートアップはアイデア段階の**シード期**から始まり、試作品や初期ユーザー獲得を行う**アーリー期**を経て、**シリーズ A・B** といった投資ラウンド拡大とともに急成長を遂げる流れが一般的です。最終的には **IPO（株式上場）**や **M&A（合併・買収）**による**イグジット（EXIT）**により、投資家や創業メンバーがリターンを得る仕組みを備えています。医師が参画を検討する際は、企業がどのステージにあり、どの程度の資金調達や顧客基盤を確保しているかを慎重に見極めることが欠かせません。シードやアーリーでは現金報酬が低く抑えられる一方、株式やストックオプションで将来の成長をシェアできる可能性があります。逆に、シリーズ B 以降は給与が安定する代わりに、株式配分や意思決定への影響力が小さくなる傾向もあるため、慎重な検討が必要です（このあたり『医療×起業』に詳しく書かれています）。

2. 医師が参加する意義：メディカルアドバイザーの役割

医師がスタートアップに参画する最大の強みは、開発段階に医学的観点を提供し、製品やサービスの信頼性を高められる点にあります。AI 診断ツールやバイオテック製品などでは、倫理面や安全性、臨床データの活用などが課題となり、医療現場の視点なしには本質的な問題を見落とす危険性があります。そこで医師がメディカルアドバイザーとして関わることで、患者ニーズを的確に反映した仕様やエビデンス構築が可能になります。また、学会や医療機関との連携にも貢献し、プロジェクト全体の評価や認知度を高める役割を担える点も魅力です。こうした協力関係は、新たな医療サービスの創造だけでなく、業界全体の発展にも貢献します。

3. 報酬体系：ストックオプションや株式配分

スタートアップでは、医師がフルタイムで参加する場合でも、十分なキャッシュを用意できないケースが少なくありません。その代わりに、ストックオプション（SO）や株式報酬を提案し、将来の株価上昇で得られるリターンを共有しようとするのが典型的な手法です。ただし、ベスティング（権利確定までの期間）や譲渡制限、行使価格といった条件を理解せずに契約してしまうと、上場やM&Aが実現しても期待通りの恩恵を受けられないリスクがあります。医師が公平な立場で貢献度を評価してもらうには、資本構造や報酬スキームに関する基本知識を持ち、必要に応じて専門家のサポートを得ることが不可欠です。

4. EXIT戦略

スタートアップの大きな特徴は、IPOやM&Aによるイグジットを視野に入れた事業展開にあります。投資家や創業メンバーは株式売却によってリターンを得ますが、医師としてはこのタイミングで役割を終え、早期リタイアを考えるケースもあれば、上場企業の一員として引き続き研究開発や経営戦略に携わる道を選ぶことも可能です。

ただし、イグジット後は経営方針や事業コンセプトが変わる可能性があるため、自身が重視する医療理念や開発方向との整合性を最初から意識しておく必要があります。そうすることで、IPOやM&A後に方向性の違いから生じる衝突やトラブルを未然に防げます。

まとめ

医師がスタートアップに参画することで、新たな医療サービスやイノベーションが生まれる可能性は飛躍的に高まります。しかし、企業の成長ステージや報酬体系、イグジット後の展望を把握しないまま契約するとリスクや誤解を招きかねません。投資家や経営陣との交渉を通じて、貢献度に見合う条件を確保し、将来像を見据えて参画することが成功につながります。

㊵ 守破離思考
型習得から独自スタイル確立へ

日本の武道や芸能文化で語られる**「守破離」**の概念は、医師が専門を習得し、新しい分野を取り入れ、最終的に自分独自のスタイルを確立するプロセスとも重なるといわれます。最初は型を忠実に学び（守）、その後に型を破って革新的な要素を導入し（破）、最終的に独自の流儀を生み出す（離）考え方が、医療とビジネスを融合させる際にも活かされます。

1．“守”＝基礎を徹底的に学ぶ

医師としての初期研修や専門医取得は、まず先人のやり方を真似し、基礎を叩き込む段階にあたります。大学病院や関連施設でガイドラインに沿った診療を繰り返し、手技の定石を忠実に守ることが「守」のフェーズに相当します。焦ってオリジナリティを出そうとすると見落としが生じる可能性もあるため、最初は謙虚にセオリーを体得する姿勢が重要視されます。ここで積み上げた症例数や論文作成経験は、のちに新しい分野へ踏み出す際の土台となるようです。筆者の例では、眼科専門医を目指す研修医から専攻医までの時代をこの「守」のステージと位置づけ、教授や先輩の手法を吸収しながら診療技術を磨きました。

2．“破”＝常識を疑い、新しい要素を取り入れる

専門性を確立した後、学んできた型に新しい視点を加え、独自の工夫を試していく段階が「破」にあたります。例えば、海外の先進技術を導入したり、IT 企業と連携して診療を効率化する仕組みを開発する行為が挙げられます。筆者は眼科の専門医取得後、手術器具の共同開発や厚生労働省への出向、さらにはICT を活かした新サービス創出にも関わり、従来の大学病院で培った常識を一度見直す機会を得ました。自分の専門を軸にしつつ、異分野から刺激を受けて型を“破る”ことで、これまでにないアプローチやビジネスモデルの可能性が拓けました。

3. “離” ＝独自スタイルやビジネスモデルを創造

「破」で獲得した広い視野や多様なリソースを踏まえ、オリジナルの診療スタイルやサービス形態を打ち出す段階が「離」とされます。大学や病院の枠組みを出て起業したり、ベンチャーとの共同経営に参加して全く新しい医療DXを推進する例など、自己の価値観やビジョンが色濃く反映される点が特徴です。ここでは、既存の型に縛られず、むしろ自分自身の哲学や人格がサービスや商品に投影される形になります。医師としての専門知識だけでなく、異業種で培ったスキルや人脈を総動員し、自分ならではのブランドを形成する力が求められます。

筆者としても医療ベンチャーを起業したり、クリニックを開業したり、エンジェル投資家としてスタートアップ投資をしたり、自分なりの新しい医師の生き方を行っている「離」の段階です。

4. 守破離を生かしたキャリア展開の応用

医師のキャリア形成を守破離のステップで眺めると、初期の研修や専門医取得期（守）を経たのち、異業種や行政で新しい刺激を受けるフェーズ（破）、そして最終的に独自の働き方やビジネスを立ち上げるフェーズ（離）へと進む構図が見えてきます。これらのステージは一度きりではなく、分野を変えるたびに「守」と「破」を繰り返し、独自の境地（離）を更新する場合もあります。こうした段階的発想があると、「まず型を学び、次に新要素を取り入れ、やがて自分らしい医師としての生き方を形作る」という明確なロードマップを意識しやすいです。

まとめ

「守破離」の概念は、医師として基礎を徹底し（守）、新たな視点や技術を取り入れて型を破り（破）、最終的に独自のスタイルを確立する（離）道筋を示しています。道徳と経済を融合する医療ビジネスの実践にも、この段階的思考が活かされると期待されます。

㊶ マルチタスク戦略
1本ずつ柱を打ち立てる

医師は日々の診療に加え、研究、教育、複業や副業など、多種多様なタスクに携わる例が珍しくありません。しかし、あれこれ同時進行を試みると、中途半端な結果に終わるリスクもあります。実はマルチに活躍している人も、一つずつ柱を立てていたりします。

1. 医師の仕事が複雑化する背景

働き方改革に伴う勤務時間の制限が進む一方で、オンライン診療や在宅医療、さらにはIT化への適応など、新たな業務の増加が医療現場で顕在化しているといわれます。院内の外来や病棟を回しながら学会発表や論文の執筆を行い、さらに副業まで抱える医師も少なくないです。こうした状況は医療者に複数分野で活躍する機会を与える反面、過剰な負担をもたらす恐れもあります。過密スケジュールや休息時間の確保がままならない状態が長引けば、いずれバーンアウトに至るリスクもあります。多面的な活動が魅力的に映る一方、負荷の蓄積には注意が必要であり、自分の限界を踏まえた計画的な取り組みが大事です。

2. マルチタスクの実際とリスク

しばしば「同時に複数の仕事をこなすのが得意」と評される人がいるものの、心理学的には完全に同時進行を行うことは難しいとされています。特に医師のように高い集中力を求められる業務では、並行するタスクが多ければ多いほど、ミスや確認漏れのリスクも増加します。さらに、手掛ける案件すべてが未完のまま停滞すると、自己評価を下げる要因にもつながります。結局、執筆作業を片手間に進めつつ病棟管理や外来診療、新規プロジェクトの相談などを抱えると、それぞれにかける時間が不足し、達成感を得にくくなる懸念があります。

3. “カタマリ”思考で柱を立てる

同時進行の悪循環を避けるために提案するのが、**“カタマリ”思考**です。名前を付けましたが特別なことは全くありません。具体的には、まず1つの重要なタスクをまとめて完了し、その後、次のタスクへ移る**段階的アプローチ**です。例えば、半年間は研究に集中して論文を仕上げ、その後は新規ビジネスに専念するといった具合にフェーズを切り替えると、どの時期に何を最優先するかが明確になります。筆者も過去の経験を振り返ると、複数のプロジェクトを持つように見えても、当初は1本ずつ柱を固めていました。時間を区切って柱を打ち立てるやり方が、結果的に最も生産性が高いと考えています。

4. スケジュール管理ツール・習慣化テクニック

マルチタスクを回す際は、スケジュール管理の仕組みや習慣づくりが大事です。筆者はこの書籍の執筆時も、毎朝6時に起きて1～2時間、原稿を書き進めていきました。ブロック型スケジューリングで時間帯ごとに作業を分ける方法や、ToDoリスト、優先度設定など、集中すべきタスクを可視化する工夫はたくさんあります。**ポモドーロ・テクニック**のように25分作業＋5分休憩を繰り返すアプローチを導入すれば、疲労軽減と同時に集中力を維持しやすいともいわれています。最終的には、自分に合った方法を試行錯誤しながら習慣化することが大切です。

まとめ

多面的に活躍する医師の姿は魅力的に映るものの、一度に多くを抱えすぎるとバーンアウトや作業の質低下を招きやすいです。まずは1本ずつ柱を固め、スケジュール管理や集中方法を工夫しながら次のステージへ進む段階的戦略が理想的な方法といえそうです。

㊷ 自由と不安
選択肢拡大がもたらす光と影

医師のキャリアは大学や関連病院を中心に専門性を磨き、教授や部長職へ進むのが主流とみなされてきました。しかし、働き方改革や医師数の増加、国際的な往来の活発化などによって、多様な領域で力を発揮する可能性が高まり、在宅医療や起業、企業の顧問など、選択肢は想像以上に拡大しています。一方で、**自由度の向上**は不安や戸惑いも呼び込みやすく、**選択肢の多さ**が悩みを増やす一面も否定できません。

1．医師だからこそ得られる自由

医師免許は専門的知識と社会的信用の高さゆえ、さまざまな場面で活用しやすい点が特徴だといわれます。ある程度の経験を積めば、地元で開業医として独立するだけでなく、海外医療機関での勤務や国際協力に参加する選択肢も開かれます。さらに、在宅医療やオンライン診療、遠隔での相談業務など、場所と時間の制約を超えた働き方も選択できます。研究やコンサルティング、副業などを組み合わせ、多方面で自己実現を図る医師も増えてきています。こうした現状は「医師＝病院勤務」という定型イメージを崩し、未来へ向けた新しい働き方を模索する上で大きな刺激になる一方で、自由度が高まるほどキャリアの選択には自己責任と決断力が求められる側面もあります。

2．“不安”の正体

選択肢の増大は魅力的に映る一方、「本当にその道で成功できるのか」という不安感が増す現象は自然なことです。医局や病院といった組織に所属していれば、安定した給与や評価体系が保証される場面が多いですが、フリーランスや起業家としての立場を選択すると、収入の変動や社会保障面での不確定要素が大きくなります。さらに、新しい職場や異業種の組織へ移る場合は、人間関係や慣習が異なるため、孤立やミスマッチも懸念されます。医療技術や知識が進化を続ける中、臨床の最前線から距離を置くことによる専門性の陳腐化もありえます。こうした不安要素は、行動をためらわせる要因となるため、あらかじめどのようにリスクを捉え、対処していくかを検討する必要があります。

3. 不安を緩和する具体的方法

不安を払拭するのは容易ではないものの、情報収集や段階的な挑戦でリスクを管理すれば、心理的負荷を抑えられます。例えば、転職エージェントやSNS、先輩医師の体験談を通じて成功例と失敗例を学べば、漠然とした恐れが具体的課題へと変わり、対策を考えやすくなります。メンターとして似た道を歩いた人からフィードバックを定期的に得ることも、心強いサポートになります。

経済面の不安を減らすには、副業や投資で安定的な収入源を確保したり、貯蓄を進めてキャリアチェンジ時の生活費をカバーできる体制を整えたりすることも必要になります。また、週1回の非常勤勤務やオンライン診療など、小さなステップから始めて成果と手応えを得ることで、自信と実績を少しずつ蓄積する段階的アプローチも有効です。

4. 自由と不安を同時に抱えるマインドセット

自由度が高まれば不安要素も増すのは当たり前と捉え、それを前向きに考えましょう。リスクを完全にゼロにはできない一方、大学病院勤務にとどまっていても組織変更や人事異動などの不確定要素があるため、どんなキャリアにも少なからず未知の面は残ります。

要は、その不確実性を制御できる範囲に収めながら、自分の価値観や希望に合致した働き方へと踏み出すかどうかがポイントです。資産形成や情報収集、段階的な試みを組み合わせて不安を軽減すれば、新しい環境へのワクワク感を保ちながら行動しやすくなります。

まとめ

不安を乗り越えた先には、より自由で多彩なキャリアが広がります。リスクを見極め、価値観を軸に行動すれば、道徳と経済が調和する医師像へ近づいていきます。リスクが許容できる範囲だったら行動していきましょう。

㊸時間活用再考
キャリア時間配分術で生産性 UP

医師は日々の診療だけでも多忙ですが、学会発表や事務作業、研究、さらには新規プロジェクトなど、多彩なタスクを抱えています。限られた時間をどう使いこなすかが、充実したキャリアを築く上で不可欠です。短い時間帯で工夫を積み重ねることで、長期目標への道筋が明確になります。

1. 医師の日常業務の“時間泥棒”を洗い出す

最初に取り組みたいのは、普段の業務のなかに潜む**“時間泥棒”**を明確にすることです。例えば、結論が曖昧なまま続く会議や、医師でなくても対応可能な事務作業を抱えすぎているケースが典型的です。

こうした不要なタスクは、一度リストアップして可視化するだけで大幅な時間削減につながります。また、多職種チームで業務を分担しやすくするために、院内のICT ツールやルール整備を進めると、医師が本来の診療や研究に割ける時間が増えていきます。

2. 重要度・緊急度マトリクス

時間管理の基本としてよく挙げられるのが、重要度と緊急度でタスクを分類する**4象限マトリクス**です。多忙な医師は、どうしても「緊急かつ重要」に追われやすく、将来の成長に直結する「重要だが緊急でない」課題を後回しにしがちです。しかし、学会発表の準備や研究、スキルアップを意識した勉強などは、まさにその領域に含まれるため、計画的な時間確保が重要です。

一方で「緊急だが重要でない」タスクは、可能なかぎり他者に委任するか、情報整理の工夫で負荷を減らすなどすべきです。不要不急の領域にも無自覚に時間を割いているなら、見直すだけで日々の忙しさがかなり解消されていきます。

3. ポモドーロ・タイムブロッキングなどの手法

具体的なタスク処理の場面では、**ポモドーロ・テクニック**や**タイムブロッキング**が有効です。ポモドーロは25分の集中作業と5分の休憩を繰り返す方法で、限られたスキマ時間を活用しやすい医師に向いています。一方、タイムブロッキングではカレンダーに「○時～○時は論文執筆」「○時～○時は外来診療」とブロックを設定し、同時に別の用件が入らないようにします。こうすることで、後回しにしがちな研究や学習の枠をあらかじめ確保でき邪魔されないので、生産性とモチベーションを維持しやすいです。

さらに、ガントチャートやタスク管理アプリを併用すれば、中長期的なプロジェクトも俯瞰でき、複数のタスクを統合的にコントロールしやすくなります。

4. 長期的なキャリア目標と日々のタスクをリンクさせる

時間術がうまく機能しても、何のために使っているのかが曖昧だとモチベーションを維持しにくいです。そこで、数年先のキャリアビジョンを描き、今日のタスクがその目標にどのように寄与するかを明確化することが効果的です。

例えば、開業を目指すなら経営やマーケティングの学習時間を確保し、論文執筆や学会活動に注力したいなら、日々のスケジュールに研究のブロックをしっかり組み込むなどします。こうした“将来の自分像”との接続が意識できれば、緊急対応に追われても本当に大切なタスクを見落とさず、達成感と自己成長を感じながら行動できます。

まとめ

時間を制することは医師の成長や幸福度に直結します。優先度の見極めと計画的作業により、生産性とキャリア目標の両立を実現しやすくなるでしょう。「重要だが緊急でない」タスクを重視すれば、理想にも近づいていきます。

44 余裕が生む時間力
ゆとりのタイムマネジメントで成果を高める

時間管理といえば、分刻みでスケジュールを詰め込み、一分一秒も無駄にしないイメージを抱く人も多いと思います。しかし、すべてのタスクをぎゅうぎゅうに詰め込むと、ストレスが増してかえって成果が落ちるリスクがあります。むしろ大切なのは、あえて“余裕”を確保しながら時間を使うことです。5分前行動や適度な休息を組み込むことで、心身のゆとりを保ちつつ効率も上げる——ここでは、そんな**“ゆとりのタイムマネジメント”**の考え方を共有していきます。

1. 分刻みの管理は本当に効率的か

タスクを細かく区切り、分単位で予定を管理する方法は一見、非常に効率的に思えます。ところが、現実には予期せぬ中断や突発的なタスクが生じるものです。会議が長引いたり、移動時間が思ったよりかかったりすると、その時点でスケジュール全体が崩れてしまい、ストレスや焦りが一気に高まります。

さらに、人間は集中力をずっと維持できるわけではありません。休む間もなく次のタスクへ移るやり方では、疲労が蓄積してパフォーマンスが落ちやすくなるのです。結果的に、分刻みで管理しているはずが、思わぬミスやイライラで全体の効率が下がってしまうこともあります。現実の生活や職場では、“計画通りに進む”という理想とは違い、ちょっとしたトラブルや調整が常に発生します。こうした状況でこそ、あらかじめ“ゆとり”を計算に入れ、多少の誤差や突発事案を吸収できるスケジュール設計が有効になるわけです。

2. “余裕”がもたらす集中と柔軟性

時間に余裕を持たせると、意外なメリットが生まれます。まず、タスク間に5～10分の空白を設定しておくと、突発的な仕事や用件に対応しやすくなり、結果として大きな遅延を防ぎやすくなります。さらに、移動時やタスクの切り替えに余裕を持てれば、ストレスや焦りが軽減されるため、次の仕事で集中力を発揮できます。

また、余裕があると“どうしても今のうちに済ませたい”アイデアや雑用をちょっとこなせたり、必要に応じて上司や同僚と追加のコミュニケーションを図る時間が作れたりします。ぎちぎちのスケジュールでは、“あとでいいや”と後回しになっていた小さなタスクが、余裕時間を活用して解消されるわけです。こうした“バッファ”があると、仕事の合間に生まれたプチ休憩や情報交換が、結果的に生産性を高める要因にもなります。

3. 5分前行動の心理的効果

古くからいわれる**「5分前行動」**は、単なるマナーというよりも、ゆとりのタイムマネジメントを実現する上で実に有効です。会議やアポイントの5分前に到着するだけで、移動中の焦りが激減し、遅刻のリスクも大きく下がります。加えて、現地に早めに着けば心の余裕を持って準備でき、相手がいる場面なら好印象を与えやすいです。

例えば、大事なプレゼンでぎりぎりに会場入りすると、PCのセットアップや資料の確認に追われて、開始早々にバタバタしてしまいがちです。しかし、5分前に到着しておけば、周囲の状況を確認しながら落ち着いて準備できるので、本番でのパフォーマンスも向上します。少しの“時間前行動”が、結果的に自分と周囲のストレスを減らす大きな要素になります。

4. “ゆとりのタイムマネジメント”を実践するステップ

ゆとりを取り入れたスケジュール管理を始めるには、まずは予定を組む段階で“バッファ”を積極的に入れることを意識したほうがよいです。例えば、1時間かかりそうな仕事には1時間15分を割り当てておく、といった具合です。これにより、トラブルや中断があっても余裕をもって対応できます。

さらに、タスクの合間に少し休憩時間を計画的に挟むなど、脳や体をリセットするタイミングを作ることも大事です。特にデスクワークが多い人は、1時間おきに立ち上がってストレッチしたり、目を休めるだけでも集中力が持続しやすくなります。はじめは「少しもったいない」と感じるかもしれませんが、総合的な効率を考えれば、この余裕こそがタイムマネジメントのコツです。

まとめ

分刻みの予定管理で無駄を削り取る方法は、一見効率的に見えますが、現実の仕事や生活には突発的な出来事がつきものです。ギチギチに詰めすぎると、むしろストレスやミスが増える危険が高まります。余裕を意識したスケジュール設計や5分前行動は、突発対応をしやすくし、集中力と柔軟性を高めるポイントです。ゆとりを活かした“タイムマネジメント”こそが、成果を高めるコツだと考えています。

㊺医師の新しい選択肢
起業家とエンジェル投資家という可能性

医師の仕事といえば臨床医や研究者、産業医、教育者などがよく挙げられますが、これからは「起業家」と「エンジェル投資家」という新たな選択肢が加わります。医療の知見を活かして事業を創り、ベンチャー企業に投資しながら社会に貢献できる時代です。ここでは、医師が起業家・投資家として活躍する意義と、具体的な形態やメリットについて探ってみます。

1. 医師による起業家とエンジェル投資家の可能性

従来の医師の仕事には、臨床医として目の前の患者を診療する、研究医として新たな治療法を追求する、産業医として社員の健康管理を行う、といった選択肢がありました。しかし、AIやデジタル技術が発達する現代では、医療の枠を超えた新しい役割が必要とされつつあります。特に**「起業家」**と**「エンジェル投資家」**という立場は、医師としての知識や経験を最大限に活かしながら、社会に向けて新しいヘルスケアサービスや事業を生み出す大きな可能性を秘めています。起業というと会社を立ち上げるイメージが強いですが、社内起業など既存組織内で事業を起こす選択肢もあり、いずれにせよ“事業を創る”ことです。こうした姿勢は、臨床や研究だけでは見つからない社会的課題の解決を目指す上でとても大切です。

2. 事業開発に参画するメリット：社会貢献と収益性の両立

医師が**事業開発**を行うと、医療の知見をダイレクトにビジネスへ反映できるため、社会貢献と収益性の両立を図りやすい点が特徴です。例えば自分が勤務する病院での業務を通じて「このような器具があったら手術がもっと安全になる」などと感じたら、企業と共同開発を進めることで新たな医療製品が生まれます。筆者の開発した白内障手術機器の「二刀流チョッパー（加藤式チョッパ）」はこのように生まれました。その成果が広く普及すれば患者の負担を減らすだけでなく、製品の売り上げやアドバイザリー契約などを通じて、自身や企業に経済的利益もあります。さらに、ベンチャー企業に携わる場合は株式やストックオプションという形で報酬を得ることも可能です。医師が労働時間の制限を受ける時代になるからこそ、こうした「事業を生む」発想が長期的なキャリア戦略として有効です。

3. エンジェル投資家としての医師：早期支援で産業を育てる

もう一つの選択肢が、**エンジェル投資家**としてベンチャー企業を支える役割です。特に医療系のベンチャーは、専門知識や現場の実態を理解してもらいにくく、一般の投資家からするとリスクが高く映ることがあります。そのため、早期の段階で資金が集まりにくいという問題も起こります。

そこで医師自身がエンジェル投資家となって資金を出し、自分の知見を提供すれば、企業は開発をスムーズに進められます。投資家としてのリターンだけでなく、医療現場で求められるサービスや製品が早期に実装されるという社会的メリットも大きいです。まだまだ数は少ないものの、医師がエンジェル投資家として活動する動きは徐々に増えており、今後の医療ベンチャーの初期の成長を支えると思っています。

4. 医師が事業を“つくる”意義：ニーズドリブンと未来への展望

医師こそ、医療現場のニーズを最も的確に把握できる存在です。医師として現場で日常的に感じる問題意識があれば、そこから新たなビジネスアイデアや技術のヒントを得られます。また、医師が研究者やエンジニア、投資家と連携し、すぐに社会実装する流れを生み出すことで、医療・ヘルスケア領域全体を活性化できるはずです。

起業家としての大胆なビジョンと、エンジェル投資家としてベンチャーを支える“両輪”を取り入れれば、医療界のみならず日本の産業構造にもプラスの影響を与えられます。まさに医師という肩書と専門性を活かしながら、新たな未来の選択肢が広がっています。

まとめ

臨床や研究だけでなく、起業家やエンジェル投資家として活動することは、医療者にとって大きな可能性があります。医師としての現場感とビジネス視点を融合し、新たな事業を創出したり、ベンチャーを支援することで、社会貢献と経済的報酬を両立しながら医療を前進させることができると考えています。

㊻マーケティングとは何か
医療者が学ぶ意義

医療の現場では「患者第一」の姿勢が基本ですが、変化の激しい社会の中で、より多面的な価値を創出・提供するには“マーケティング思考”が欠かせません。単なる利益追求ではなく、患者や地域、異業種との連携を通じて新たなサービスを生み出すプロセスが、医療者の専門性をより広い社会で活かすために大切です。

1. マーケティングの基本：価値創造と価値提供

マーケティングは一言でいえば、「相手（顧客や患者）のニーズを捉え、そこに合った価値を創り出し、適切に届ける」活動です。医療分野で考えると、単に疾病を治療するだけでなく、患者の生活背景や将来的な健康目標を理解し、そのうえで必要なケアや情報をどう提供するかを設計することが該当します。これは商品やサービスを売る企業のマーケティングと同じフレームワークですが、**「誰に」「何を」「どのように提供するか」**を具体的に描く点が共通しています。

例えば新しい健診プログラムを導入する際に、「どんな患者層をターゲットに設定し、どのような付加価値を付けるか」を考えるのがマーケティングの第一歩です。そこに医師の高度な専門知識が加われば、患者の信頼や満足度を高めつつ、持続可能なサービス運営につなげることが可能になります。

2. 医療者が学ぶ必要性：診療を超えた専門活用

多くの医師や医療従事者は、専門領域の知識や技術を研鑽する一方で、“それをどう広く社会に役立てるか”という視点を十分に持てていない場合が多いです。病院内のチーム医療や学会での活動をこなすだけでは、せっかくの専門性が限られた範囲にとどまりがちです。ここでマーケティングを学べば、診療や研究の枠を超えて自分の強みを活かす場を見つけやすくなります。医療者には、マーケティングの知識が本当に足りないと思っています。

例えば、生活習慣病予防の知見を地域住民にわかりやすく発信する、新技術を探している企業と連携して共同開発に乗り出すなど、多角的な社会貢献が可能になるのです。勤務医であってもSNSやオンラインセミナーを通じて広い層への啓発活動を展開すれば、新たな収益やキャリアパスにつながる可能性があります。**診療だけに閉じない発想こそが、マーケティングを学ぶ最大のメリット**です。

3. 患者目線と市場原理：本質を再認識する

「患者さんはお客様ではない」という言葉があるように、医療は公共性が強い領域です。しかし、患者中心医療を考えるとき、患者や地域が本当に求めるものは何かという**“ニーズ”**を把握することは不可欠です。これはまさにマーケティングが扱うテーマであり、患者体験（UX）を向上させる具体策や、新しいサービスの導入を検討するときの基盤です。

また、医療も需要と供給のバランスに影響される“市場”の一面を持っています。人口構造や保険制度の変化によって診療科の需要が増減し、医師数や診療報酬に大きな変動が生じるのも一例です。こうした市場原理を理解すれば、自分の専門領域をどう磨き、どのように発信すればより多くの患者に価値を届けられるかを再認識できます。患者目線と市場原理の双方を意識することで、医療者として提供する価値の本質が見えてきます。

4. 医療＝公共性を超える視点：社会での価値形成

医療は公共的役割を担いながらも、一人ひとりの専門性を社会に発信し、多様な形で貢献することが可能です。マーケティング視点を取り入れれば、「自分の専門領域をどこで、どんな形で提供すれば最大限に活きるのか」を能動的に探せるようになります。例えば、在宅医療を地域コミュニティと連携して作り上げる際にも、住民のニーズを吸い上げ、医師の専門性をパッケージ化し、必要に応じて企業や行政と協力する――これこそがマーケティングそのものです。

さらに、社会全体が求める健康増進や予防医療の拡大といったテーマに対して、どうやって他職種や異業種と協力し、新しい価値や仕組みを創るかという点でも、マーケティング的思考は大いに役立ちます。医師が“社会での価値形成”を意識すれば、公共性にとどまらず、社会や経済を巻き込む大きなインパクトをもたらせます。

まとめ

マーケティングは単なる営業手法ではなく、医療者が自身の専門性を社会へ広く活かすためのフレームワークです。患者目線や市場原理を意識することで、公共性を大切にしつつ新たなサービスや働き方を創造できる――その可能性を医療者が再認識することが、医療の未来を切り拓く大きな一歩になります。

㊼医療における「顧客」とは
患者・地域・企業

医療といえば、まず“患者”を想定しがちです。しかし実際には、地域全体や企業・団体なども医療サービスを受け取る**“顧客”**として存在します。高齢化や健康意識の高まり、オンライン診療の普及などにより、医療の提供形態は多様化の一途をたどっています。こうした背景を踏まえ、医療者がどのように“顧客”を捉えて価値を提供できるか——その視点を持つか否かで、サービスの質も広がり方も大きく変わります。

1．多面的な顧客像：患者、地域、そして企業

医療の世界では“患者＝顧客”というイメージが根強いですが、実際には地域社会や企業など、医療サービスを受け取る主体は多岐にわたります。例えば、地域そのものを“顧客”と見立てれば、住民の健康増進や予防医療活動が成り立ち、そこには行政や各種団体との連携が不可欠です。また、企業顧問や産業医として従業員の健康管理やメンタルケアを行えば、雇用主である企業も重要な顧客となります。

このように、医療サービスの“受け手”は個人だけではないのです。**B2C（対個人）**だけでなく**B2B（対企業・団体）**の視点も踏まえると、健康経営や福利厚生、地域医療企画など、さまざまな形で医師の専門性が活かせる可能性があります。

2．ニーズとウォンツ：多様化する健康要求

医療と一口にいっても、患者や地域、企業が求めるニーズは多彩です。単純な“治療”だけでなく、美容や先進医療、在宅ケア、さらには健康増進や栄養指導といった予防分野への期待も高まっています。例えば、企業が産業医に求めるのは「従業員の病気を治す」こと以上に「労働生産性を維持・向上し、職場環境を整える」ことであり、そこには従業員満足度を高めるマネジメント要素も含まれています。

また、美容医療や遺伝子検査を希望する個人は、健康だけでなく“自己実現”や“見た目の自信”といったウォンツを強く持っているかもしれません。こうした背景を理解せずに“医療＝病気を治すもの”という認識だけでサービスを提供すると、潜在的なニーズを取りこぼすことになりかねません。医療者は顧客となる人々がどんな理想や不安を抱えているのかを丁寧に捉え、それに応じたサービスやアプローチを考案する必要があります。

3. “顧客体験”を考える：外来・オンライン・フォローアップ

患者が外来受診するだけではなく、オンライン診療やSNS相談など多彩な手段が選べる時代において、**“顧客体験”**を包括的に設計する視点が求められます。例えば、初診予約から来院案内、診察後のフォローアップや健康情報の継続提供まで、一連の流れを意識すれば、患者の満足度や継続率を大きく向上させることができます。

同様に企業や自治体を顧客とする場合でも、単に健康診断を実施するだけで終わるのではなく、その後のサポートやフィードバック、職場改善への提言までを含めた包括的アプローチが求められます。こうした“顧客体験”の視点を取り入れることで、医療者は単なる診療行為以上の付加価値を生み出し、継続的な関係性を築くことができます。

4. 患者だけが顧客ではない：マーケティング手法の変化

医療者はつい「患者＝顧客」の図式にとらわれがちですが、実際には紹介先病院や企業、保険組合なども医療サービスを受け取る存在となり得ます。例えば、予防医療プログラムを開発して保険組合に提案すれば、保険者という“顧客”のニーズに応える形でビジネスが成立します。医薬品や機器メーカーに対するコンサルティングを行う場合も、企業が顧客です。

このように、誰を顧客と想定するかで、マーケティング手法が大きく変わります。患者個人を対象にするならB2C型のプロモーションやユーザー体験を重視し、企業や保険組合をターゲットとするならB2Bのロジックに合わせた提案や契約形態を考慮する必要があります。医療者が広い視野で“顧客像”を捉えられれば、新たな収益モデルや連携先を見つけるきっかけとなります。

まとめ

医療の“顧客”は患者に限らず、地域や企業といった多面的な対象が存在します。ニーズとウォンツは多様化し、オンライン・フォローアップなど顧客体験を設計する視点が欠かせません。医師がこうした複合的な顧客像を理解し、最適な価値を届けるマーケティングを実践することこそ、これからの医療に求められるアプローチです。

㊽価値創造の基本とは
問題解決と欲求充足をどう組み合わせるか

私たちが商品やサービスを選ぶとき、そこに“問題を解決してくれる”か、“欲求を満たしてくれる”かという要素を求めています。いわゆる**“価値創造”**とは、これら問題解決と欲求充足の２つの観点を土台に、顧客が「欲しい！」と感じるポイントを形にすることです。ここでは、価値を生み出す上で押さえておきたい基本構造と、その応用法を整理してみます。

1. 価値創造とは何か：問題解決・欲求充足の二軸

価値創造とは、ユーザーが抱える問題を解決したり、潜在的な欲求を満たしたりして、対価を受け取る仕組みを指します。一方で、「問題解決＝理性的ニーズ」「欲求充足＝感性的ニーズ」と言い換えてもよいかもしれません。例えば新しい家電が、家事の手間を減らす（**問題解決**）だけでなく、デザインの美しさや所有感の満足を提供する（**欲求充足**）の２つを兼ね備えていたら、多くの人が高い価値を感じます。

この２つの軸を理解することで、自分のビジネスや製品がどこに強みを置いているのかが明確になります。問題解決に寄りすぎて味気ない印象を与えるケースもあれば、欲求充足に偏って現実的なニーズを満たせないケースもあります。両面を意識することが重要です。

2. 問題解決：ユーザーの困りごとを取り除く

問題解決型の価値創造は、ユーザーが抱えている“困りごと”を的確に把握し、その解決策を提供する発想から生まれます。例えば、長時間のデスクワークで腰痛に悩む人向けに人間工学に基づいたオフィスチェアを開発する、忙しい人のためにテイクアウトの効率を高めるアプリを作るなど、ユーザーの負担を減らし“コスト削減”や“時間短縮”を実現するのが典型例です。

問題解決にフォーカスすると、顧客にとって“なくてはならない”存在になりやすいのがメリットです。「これを使えば面倒が減る」「悩みが消える」と具体的なベネフィットが理解しやすいからです。ただ、競合商品も“より効率的な解決”を狙っている場合が多いため、差別化や継続的な改善が欠かせない点には注意が必要です。

3. 欲求充足：理屈を超えた“欲しい！”を作る

一方、欲求充足型の価値創造は、ユーザーが理屈抜きで「ワクワクする」「これが欲しい」と感じる要素を提供することで成り立ちます。例えば、自動車メーカーが性能に加えてデザインやブランドイメージを前面に打ち出したり、高級ファッションブランドがステータス感を売りにしていたりするのは、欲求を満たすアプローチの典型です。

ここで大事なのは、「顧客はなぜそれを欲しがるのか？」という心理的・感情的な面を深く理解することです。単に性能やスペックを向上させるだけでは、欲求は刺激されない場合が多く、むしろストーリーやデザイン、ブランドの世界観を訴求することが効果的になります。ユーザーが「理由なんてないけど、これが大好き！」と感じる瞬間こそ、欲求充足型の価値が発揮されるポイントです。

4. 問題解決×欲求充足の組み合わせ：相乗効果を狙う

最も強い価値創造は、問題解決と欲求充足の両面をバランス良く満たす製品やサービスかもしれません。例えば、家電であれば“使いやすいインターフェースと高い機能”による問題解決と、“洗練されたデザイン”による欲求充足が相乗効果をもたらすイメージです。

ユーザーは「これで悩みが解消されるし、所有する喜びも感じられる」と2つの満足を得られるため、競合商品との差別化もしやすく、価格の面でもある程度高い評価を得られやすいです。医療や教育など一見“問題解決”型に見える分野でも、利用者の感情的な満足度（快適な環境やサービス体験）を加味することで、より総合的な価値を提供することができます。

まとめ

価値創造の核心は“問題解決”と“欲求充足”という二軸にあります。顧客の実用的なニーズを満たすだけでなく、感情的な「欲しい！」を引き出す工夫を重ねることで、製品やサービスの魅力は格段に高まります。そして、問題解決×欲求充足を上手に組み合わせれば、他社との競合でも埋もれない強力な差別化が実現可能です。

㊾ セグメンテーションとターゲティング
多様化する顧客ニーズに応える基本戦略

サービスを提供する際、しばしば「顧客は一様ではない」という壁に直面します。地域に住む人、オンライン利用者、企業の従業員など、多種多様なニーズを一括りに扱うと、求められる価値がぼやけてしまいがちです。そこで役立つのが、利用者層を細分化する **“セグメンテーション”** と、ターゲットを選ぶ **“ターゲティング”** の手法です。どの顧客群を重点的に狙い、どんな**立ち位置（ポジショニング）**を定めるかについて考えていきます。

1. セグメンテーション：年齢・ライフスタイル・利用動機

セグメンテーションとは、市場をさまざまな基準で細分化し、それぞれの特性を把握するステップです。例えば、年齢別に見る方法が基本的な一例ですが、さらにライフスタイルや職業、オンライン・オフラインの利用動機など、切り口は多様です。例えば「忙しいビジネスパーソン向けのサービスなのか」「子育て中の家庭が使いやすい仕組みか」「高齢者が好む操作性を重視するか」といった視点で分けます。

こうした細分化を行うことで、「どのグループが自社の強みにマッチするか」「どんな特化サービスを提供すれば他社と差別化できるか」が明確になります。大きな市場を狙って漠然とプロモーションするより、特定のユーザー像に合わせたサービスを設計したほうが、顧客に“自分たちのためのサービスだ”と感じてもらいやすくなります。

2. ターゲティング：どのグループに注力するか

セグメンテーションによって複数の利用者グループが見えてきたら、その中から「どの層に注力するか」を決めるのがターゲティングです。例えば都会の企業向けに特化して時短サービスを展開するのか、郊外のシニア世代を主対象にして使いやすい配送や説明サポートを充実させるのか――こうした方針を明確にするだけで、企業のマーケティング施策や商品設計が大きく変わります。

近年はオンライン利用が進み、夜間や休日にもサービスを望む顧客が増えているため、ターゲットを“忙しいビジネスパーソン”に定め、深夜対応のチャットサポートや土日向けイベントを打ち出す手もあります。いずれにせよ、ターゲット設定を誤るとメッセージやチャネル選びが分散してしまい、結果的にどの層にも“刺さらない”状態になるリスクが高いです。

3. ポジショニング：競合との違いを際立たせる

ターゲット層が決まったら、今度は「自社が市場でどんな位置づけを目指すのか」を明確化するのがポジショニングです。例えば“若者向けの安価かつおしゃれなカフェ”を目指すなら、メニューや内装、SNSでの宣伝方法も一貫してそのコンセプトに合わせる必要があります。一方、“高級感”をウリにしたいなら、価格設定や接客姿勢、店舗の雰囲気を統一して他店との差別化を図るわけです。

ポジショニングがあいまいだと、サービスが中途半端になり、利用者が「どんな特徴の店（サービス）なのか分からない」と感じてしまいます。逆に「ここは○○で有名」「あそこは△△を得意とする」と認知されれば、利用者はニーズに応じて選びやすくなり、競合他社との差別化にも成功しやすくなります。ポジショニングは“ブランディング”を成功させる上でも欠かせません。

4. 柔軟な戦略で多様化するニーズに対応

昨今、顧客の嗜好は急激に変化し、オンライン利用や働き方改革などで需要のパターンも多彩になっています。最初に定めたセグメントやターゲットが将来的に変わる可能性も高いため、柔軟な戦略を続けることが成功につながります。例えば、当初は地域のファミリー層を狙っていたが、市場の変化でビジネス街の単身者向けにサービスを拡張するといったものです。

大事なのは、定期的に顧客調査や市場動向をチェックし、セグメンテーションやターゲティングをアップデートする姿勢です。ターゲットが変われば、当然ポジショニングも修正する必要があります。こうして状況に合わせた対応を取りながら、サービス品質の維持や価値提案を強化していくことが大切です。

まとめ

セグメンテーションで市場を細分化し、ターゲットを選んで明確なポジショニングを打ち出す――この流れが、どんな業界でも顧客の多様化に対応する上で定石となるマーケティング手法です。誰を相手に、何を強みに訴求するのかを明確にすれば、リソースを無駄なく集中でき、利用者から「自分のためのサービスだ」と感じてもらいやすくなります。

50 差別化戦略
専門特化と希少性で生き残りを図る

ビジネスシーンでは、同じ業界内で似通ったサービスがあふれると、一社だけ抜きん出るのは難しくなります。そんなときこそ**"差別化戦略"**がカギを握ります。単に「大変な仕事だから利益が高い」わけではなく、希少な専門性や独自技術を打ち出すことで、高い報酬や顧客からの支持を勝ち取りやすくなります。ここでは、差別化に不可欠な**"専門特化"**と**"希少性"**という観点から、競争激化の時代をどう乗り越えるかを考察してみます。

1. なぜ差別化が必要か：希少性がもたらす報酬と安定

ビジネスで差別化が注目される背景には、供給側の増加と需要の変化があります。企業が増え、類似サービスが多く出回ると、顧客は似たような選択肢を比較しやすくなるため、価格競争に陥りやすいです。こうした環境では、誰でも提供できるサービスを中心に据えていると、極端に安い料金を提示する企業が出てきて、収益が圧迫されがちです。

そこでカギとなるのが"希少性"の創出です。希少な技術や専門性を持つ会社や個人は、需要に対して供給が限られる状態を作り出せるため、高めの料金を設定しても顧客が納得しやすいわけです。いわゆる「大変さ」よりも「替えがきかない」要素こそが報酬を左右します。差別化とは、結局"他社では代替できない"存在感をどう作るかに尽きます。

2. 専門特化で希少性を高める：深い知識や先端技術

差別化を成功させる一つの方法は、特定領域に徹底的にフォーカスし"専門特化"することです。幅広い技術を浅く持つより、特定分野で深いノウハウを積み上げれば、顧客に「ここに頼めば間違いない」という強い印象を与えやすくなります。例えば、AI解析に特化したエンジニアリング企業や、あるジャンルのデザインに秀でたクリエイターなど、専門性が尖るほど希少価値は高まるわけです。

また、先端技術の習得も有効です。まだあまり普及していない新しいツールや研究成果を取り込み、誰よりも早く実績を作れば、周囲が真似しにくい"先行者メリット"を得られます。もちろん、専門特化にはリスクも伴い、市場全体がその分野に大きな需要を持たなければ、努力が報われない場合もあります。

3. 自由度を生む差別化：独自市場と価格設定

競合がひしめく“レッドオーシャン”で戦うより、差別化によって“ブルーオーシャン”を切り拓くほうが、戦略的には有利です。自社だけが扱える技術や特別な知識を背景に商品・サービスを展開すれば、価格設定の自由度も高まりやすくなります。例えば、希少なデザイナーが作るハンドメイド作品なら、「高い」どころか“手に入れること自体が価値”と認識されるかもしれません。

これは企業だけでなく、個人で活動する専門家にも当てはまります。セミナー講師やコンサルタントが希少なノウハウを持てば、価格競争に巻き込まれず、「この領域ならこの人」という形で受注につながりやすいわけです。結果として、稼働時間を無理に増やさずとも、十分な利益を得ることができ、充実した生活につながります。

4. 差別化を支えるブランディング：誠実な情報発信の重要性

“専門特化”や“先端技術”があっても、それを周囲に正しく伝えないと差別化は成立しません。そこで欠かせないのがブランディングです。例えばSNSやウェブサイトで、自社や自分の強みを分かりやすく説明し、実績やビジョンを公開する。口コミやセミナーなどを通じて信頼を得る。これらの活動を継続することで、「唯一無二の価値を提供している」というイメージが確立されます。

ただし、誇大広告や過剰演出は逆効果です。差別化は“真実の強み”があって初めて説得力を持つため、誠実な情報発信を心がける必要があります。実際に顧客やクライアントが体験したときに、“これなら他にない”“期待以上だった”と感じさせることがリピートや口コミにつながり、差別化がさらに強固になります。

まとめ

差別化とは“希少性”を創り出すことともいえます。大変な仕事だから稼げるのではなく、“その人でなければできない”専門性や技術が高い報酬を生みます。具体的には、専門特化や先端技術を磨き、ブランド力を伴った誠実な発信を重ねることで、競合と異なるポジションを築けます。こうした差別化戦略によって、企業も個人も価格競争のレッドオーシャンを避け、“自分だけのブルーオーシャン”を拓く可能性が高まります。

51 本当に求められる差別化とは
性能アップと顧客のニーズ

差別化と聞くと、技術や性能をどこまでも高めればよいと考える人もいます。しかし、顧客が本当に求めていない要素をいくら強化しても、"差別化"にはならないのです。例えば、カメラの画素数が1,000万から1,500万へ向上しても、すでに十分な画質が得られているユーザーにとっては魅力にならないケースがあります。ここでは、顧客が望む差別化と、"ただの性能アップ"との違いを考えてみます。

1.「差別化＝性能向上」ではない：顧客ニーズとの乖離

商品やサービスを差別化するとき、研究開発の名目で性能や機能をひたすら高める企業が少なくありません。例えば、テレビの解像度やスマホのカメラ画素数をアップすれば"差別化"になると考えがちです。ところが、顧客の多くが既存スペックで十分満足している場合、その"追加性能"は購買意欲を刺激しにくいわけです。

言い換えれば、"差別化"を図るには、顧客が抱える具体的な課題をどれだけ深く理解しているかが肝心です。性能アップ自体はエンジニア視点では画期的であっても、実際に使う人がメリットを感じなければ差別化とは呼べません。顧客のニーズや不満点を明確に把握していないまま開発を進めると、"無駄な差別化"になってしまうリスクが高いといえます。

2. 顧客が求める"差別化"を見抜く：画素数の例

デジタルカメラの画素数を1,000万画素から1,500万画素へアップする例を考えると、多くのユーザーは既に1,000万画素で必要十分な写真を撮れている場合が多いかもしれません。そこからさらに500万画素増えたところで、顧客の体感や満足度が大きく変わらないなら、購買を促す差別化にはつながらないわけです。

むしろユーザーは、「バッテリー寿命を延ばしてほしい」「データ転送をもっと簡単にしたい」「軽量化やデザインにこだわってほしい」といった性能以外の部分を欲している場合も考えられます。そうした顧客が求めるポイントを押さえれば、"これが欲しかった！"という差別化が実現するというわけです。性能アップに固執するだけではなく、ユーザー視点の改良が重要になります。

3. 研究開発の落とし穴：技術者目線だけで進めない

研究開発チームやエンジニアは、性能を高めることに情熱を注ぎがちです。もちろん、その努力自体は技術の進歩を推し進める意味で重要です。ただし、性能アップだけを追求しても、顧客が本当に喜ぶ機能かどうかは別問題です。開発者目線の“すごい技術”と、顧客目線の“買いたい機能”のギャップが大きいと、差別化しても売れ行きにはつながりません。

この落とし穴を回避するには、開発初期から顧客の課題や使用シーンを丁寧に調査し、どこを優先的に改良すべきかを判断するプロセスが不可欠です。いわゆる“ユーザーインタビュー”や“ユーザーテスト”を繰り返し、機能追加が本当に価値を生むかどうかを検証しながら進めることが重要になります。

4. 性能アップよりも本当の“差別化”を探る方法

では、顧客が求める差別化ポイントを見極めるにはどうすればいいのでしょうか。第一歩は、ユーザーの声や行動パターンを徹底的にリサーチすることです。アンケートやインタビューだけでなく、普段どう使っているか観察する“ユーザーリサーチ”を実施すると、機能や性能よりも実用性やデザイン、サービス対応などを重要視している場合が多々あると判明します。

さらに、“顧客満足度”だけでなく、“顧客にとっての課題”や“使い勝手”に注目するのもポイントです。例えば「写真をSNSにすぐ上げたい」という目的が強い人にとっては、画素数よりもワンタッチアップロード機能のほうが魅力的かもしれません。こうして顧客の本音を拾い上げることで、見た目の性能アップではなく、実際に差がつく機能やサービスの改善が見えてきます。

まとめ

いくら性能を高めても、それがユーザーのニーズと合致しないなら“差別化”にはなりません。デジカメの画素数アップが買い手に魅力を感じさせない例のように、本当に求められるのは“顧客が困っていることを解決する”機能やサービスです。研究開発を進める際も、技術者目線だけでなく、ユーザー目線でどこに価値を感じているかを見極めることが、真の差別化を実現することにつながります。

52 マーケットリサーチ
地域ニーズと競合分析を見極める基本

サービスや新事業を拡充するとき、どの顧客層に何を提供すべきかを明確にするには **“マーケットリサーチ”** が欠かせません。地域やオンラインなど、さまざまな場で多様化するニーズを捉えるには、人口構造や生活習慣の調査、競合の特徴を知ることが大きなヒントになります。

1. 地域特性と顧客構造：ニーズの土台を把握する

マーケットリサーチの第一歩は、対象エリア（あるいは主たるターゲット層）の人口動態や主要な利用動機を把握することです。例えば高齢者が多い地域ならば、健康管理やゆったりしたサービス形態が求められるかもしれません。一方、都市部では仕事に追われるビジネスパーソン向けの時短やオンライン対応が注目されることもあります。こうした環境要因を踏まえれば、自社が提供すべき商品の方向性もより明確になります。

具体的には、自治体や公的機関が発行する統計や各種調査レポートをチェックし、人口ピラミッドや世帯数などを確認するとよいです。さらに、地域住民や潜在顧客との対話、SNS上の声を拾うことで、よりリアルな課題やニーズを掴めます。こうしたデータと“生の情報”をあわせて分析すれば、単なる数値の傾向だけでなく、「実際にはどこに不便を感じているのか」「どんなサービスが喜ばれているのか」といった感覚的な部分も見えやすくなります。

2. 競合分析：周辺サービス・代替手段をマッピングする

自社のサービスを差別化したいなら、同じ領域で活動する競合がどんな特徴を持っているかを把握しなければなりません。例えば“美容サービス”を展開しようとしているなら、すでに近隣やオンライン上に複数の美容サロンやクリニックがある場合、その中で特色や料金設定、口コミ評価を調べずに参入しても、ニーズが分散してしまう危険があります。

競合分析では、直接競合だけでなく、消費者が代わりに利用できる別の手段にも注目が必要です。例えば、移動が面倒な消費者が通販や訪問サービスを選ぶ可能性もあります。口コミやSNSの評価を含めて「何が強みで、どの層をつかんでいるのか」をマッピングすれば、自社が強化すべきポイントも見えてきます。

3. データ活用×現場の声：統計と“生情報”を組み合わせる

マーケットリサーチで得られる統計データは、大きな傾向や規模感を捉えるには不可欠ですが、それだけだと実際の顧客心理や細かなニーズを見落とす可能性があります。例えば、「この地域は高齢率が30%以上」などの情報は得られても、「高齢者がどんな新サービスを欲しているか」といった感情面までは分かりにくいわけです。

そこで有効なのが、従業員やスタッフのヒアリングやSNS上のユーザーレビュー、アンケートなどです。現場にいるスタッフや顧客に近い存在は、具体的な苦情や要望、潜在需要をキャッチしやすいため、統計では見えない“本音”を得られます。特に新サービス導入の際は、“頭”と“肌感覚”の両輪が大切です。

4. 戦略的視点で市場を見極める：適切なサービス導入とリスク回避

マーケットリサーチを徹底していないと、せっかくの新サービスが実は需要が少なかったり、既に同様の提供者が多数存在していて差別化できなかったりする事態に陥りがちです。大きな投資をしてから「思ったほど集客ができない」と判明しては、ダメージが大きいため、市場を客観視し、競合や地域ニーズを踏まえて「どの規模で、どのくらいの範囲までサービスを広げるのか」を見極める必要があります。

例えばオンライン対応を導入する場合、単にシステムを入れるだけではなく、「本当に使う層はどれくらいいるか」「競合との差別化はどう図るか」といった項目を精査しておけば、無駄な投資をしなくてすみます。また、自社が持つ特有の強みやスタッフのスキルを照らし合わせて、サービス導入の可否や規模を決定すれば、リスクを抑えつつ満足度の高い提供ができます。

まとめ

マーケットリサーチは、地域特性や競合状況を客観的に捉え、どんなサービスを導入・強化すれば最適かを判断するための欠かせないプロセスです。統計データで大枠を把握しつつ、現場スタッフやSNS口コミの“生の声”を合わせれば、紙の数字だけでは見えない顧客の本音や潜在ニーズを見極めることができます。

㊳ カスタマージャーニーで満足度を可視化
顧客体験を磨き上げる戦略

サービスを利用するとき、顧客は最初の情報収集からアフターサポートまで、多くのプロセスがあり、その一つひとつに満足や不安のポイントがあります。**カスタマージャーニー**は、こうした顧客体験を全体的に捉え、痛点の発見や“感動ポイント”の創出を図る手法です。顧客視点を取り入れることで、小さな不便の解消から大きなブランド力の向上まで、多面的な効果が期待できます。

1. カスタマージャーニーマップとは：利用前・利用中・利用後の流れ

カスタマージャーニーマップは、顧客がサービスを知り、選び、実際に使い、その後に継続利用や口コミ発信するまでのプロセスを可視化するツールです。例えば、利用前にはSNSやウェブ検索で情報を集め、利用中には接客対応や待ち時間、説明内容に注目するかもしれません。利用後にはフォローアップやトラブル対応などが、印象を左右するポイントになってきます。

このように、顧客の体験を段階的に整理することで、“どの時点で不満や不安が発生しやすいか”“どんな改善が満足度を高めるか”が明確になります。単なる顧客満足度調査だけでは分からない具体的な体験を可視化し、全社的に共有すれば、顧客中心の施策を立案しやすくなるのが大きなメリットです。

2. 痛点と感動ポイント：待ち時間や説明不足、フォロー強化

多くの企業がカスタマージャーニーマップを作成すると、顧客が抱えている**“痛点”**が浮き彫りになります。例えば店舗やコールセンターでの待ち時間が長い、スタッフの説明がわかりづらい、利用後のフォローが不足しているなどが代表的な例です。こうした痛点を改善するだけでも、顧客満足度は大きく向上する可能性があります。

一方で、**“感動ポイント”**を設計することも重要です。例えば、購入後のメールフォローや丁寧なサンクスメッセージがあるだけで、顧客は「この会社は最後まで面倒をみてくれる」と好印象を抱きやすくなります。痛点を減らし、感動ポイントを増やすことが、カスタマージャーニーを活用した顧客体験改善では大切です。

3. データとスタッフの声を掛け合わせる：統計×リアルな視点

カスタマージャーニーを作成する際には、統計やシステムログなどのデータに加え、現場スタッフの直感や顧客の声を拾うことが大切です。例えば、アンケート結果だけでは見えない“現場で繰り返される問い合わせ”や“スタッフが頻繁に対応する課題”などは、データには現れにくい場合があります。

スタッフが日々接している顧客の苦情や要望は、痛点のリアルな証拠ともいえます。それを統計的事実と付き合わせて分析すれば、より的確な改善策が浮かび上がります。こうした“数字”と“生の声”の両面を重視することで、顧客体験を正確に把握し、具体的な対策を立てやすくなります。

4. ブランド力向上と差別化：感動が口コミを呼ぶ

ジャーニーマップをもとに施策を実行すると、単に不満を減らすだけでなく、ブランド力を強化するチャンスが生まれます。顧客が「こんなに細やかに対応してくれるとは思わなかった」「フォローアップが予想以上だった」と感動すれば、自然とSNSや口コミで高評価が広まり、競合他社との差別化にもつながります。

ブランドとは“あそこなら信頼できる”“そこが好きだ”という顧客の感情の集合体です。顧客がサービスを使う全プロセスで前向きな体験が積み上がるほど、強い愛着とロイヤルティが形成されやすくなるわけです。つまり、カスタマージャーニーは差別化戦略としても有効な手段であり、継続的なブランド構築の基盤にもつながります。

まとめ

カスタマージャーニーは、顧客がサービスを利用する過程を可視化し、痛点と感動ポイントを抽出する有力な手法です。データとスタッフのリアルな声を組み合わせて活用すれば、具体的な改善策の立案と実行がしやすくなり、顧客満足度の向上やブランド力の強化につながります。短期的には不満解消、長期的には“感動”の創出を目指し、競合との違いを明確に打ち出していくことが必要です。

㉞イノベーター理論とキャズム
新技術が広まるメカニズムを読み解く

新しい技術やサービスが社会に広がる過程は、一気に広まる場合もあれば、どこかで伸び悩む場合もあります。その仕組みを考える上で役立つのが「イノベーター理論」と「キャズム」の概念です。イノベーターからアーリーアダプター、アーリーマジョリティー、そしてレイトマジョリティーへと広がる過程を理解すれば、新技術がなぜ成功するのか、あるいは壁にぶつかるのかを読み解けていきます。

1. イノベーター理論とは：新技術普及のステップ

イノベーター理論は、新しい技術や製品が市場に浸透する過程を5つの層に分けて考えます。

この理論は、技術やサービスがどの層から広がり始め、どの層で足踏みするのかを見ることで、普及戦略を考えるのに役立ちます。

①**イノベーター**：冒険心が強く、真っ先に製品を試す層。全体の2.5%程度。
②**アーリーアダプター**：流行や新しい概念に敏感で、他の人より早く取り入れる層。全体の13.5%。
③**アーリーマジョリティー**：やや慎重だが早めに取り入れる層。全体の34%。
④**レイトマジョリティー**：周囲が使い始めてから徐々に追随する層。全体の34%。
⑤**ラガード**：最後まで取り入れを抵抗する層。全体の16%。

2. アーリーアダプターとアーリーマジョリティー：普及の鍵

イノベーターとアーリーアダプターは新しいものに積極的な“先駆者”ですが、市場全体から見ると割合は少数派です。この層が初期の情報拡散や口コミを行い、製品の可能性を広めていきます。しかし、これらの層だけでは、大多数（マジョリティー）にリーチするほどの規模には成長しにくいのが現実です。

ここで重要なのがアーリーマジョリティー（全体の34%）。この層は慎重派でありながら、周囲の評判を確認すると、早めに取り入れる意識を持っています。つまり、イノベーターやアーリーアダプターが「これは使える」と証明し、評価を高めたタイミングでアーリーマジョリティーに訴求できれば、一気に普及が加速するわけです。マーケティング戦略では、この層に向けた製品の信頼性や実用性を説得する手法がとても大切です。

3. キャズム（溝）とは何か：初期利用者と大多数の間の断絶

イノベーターとアーリーアダプターが盛り上がっても、その後のアーリーマジョリティーに製品が受け入れられないまま終わってしまうケースがあります。これを**“キャズム（溝）”**と呼び、新技術が大衆市場へ飛躍するかどうかの分岐点とされています。

キャズムが生じる理由の一つは、アーリーアダプターが“新しいもの好き”であるのに対し、アーリーマジョリティーは“実利重視”で「安全性」や「コストパフォーマンス」などをより慎重に見るためです。イノベーター理論を応用する上では、キャズムを越えるための戦略的なアプローチ――例えば実績の裏付け、ユーザーサポート体制、価格設定などが重要になります。これに失敗すると、初期の盛り上がりだけで普及が止まってしまうのです。

4. キャズム突破のポイント：初期層と大多数をつなぐ施策

キャズムを越えるには、初期利用者が感じた魅力を、より慎重なアーリーマジョリティーにも刺さる形で打ち出す必要があります。具体的には、以下のような施策が有効とされています。

①**具体的な成功事例の提示**：小さな範囲でも成功体験やデータを示し信頼を獲得。
②**ユーザーフレンドリーなサポート**：問い合わせ対応やトラブルシューティングを強化し、導入時の不安を除去。
③**リーズナブルな価格設定**：アーリーアダプターが「多少高くてもいい」と思うのに対し、アーリーマジョリティーはコストに敏感なため、適正価格を提示。
④**認知度アップのキャンペーン**：有名人の使用例やメディア露出を活用し、「多くの人が使っている」という安心感を醸成。

こうした施策によって“信頼”と“必要性”をアーリーマジョリティーに納得してもらえれば、キャズムを越えて一気に普及が進みやすくなります。

まとめ

イノベーター理論では、特にアーリーアダプターとアーリーマジョリティーの間にある“キャズム”が大きな関門となります。イノベーターやアーリーアダプターが評価しても、慎重派であるマジョリティー層に響かないまま終わる例は多々あるため、信頼性や実用性を強調した施策でこのギャップを埋めるのが重要です。キャズムを越えてこそ、新技術は大衆市場へと本格的に広がっていきます。

55 「意味と価値を考える」ということ
"What is your value?"

日常のささいな行動に「なぜそれを選んだのか？」と問われると、意外に答えられない人は多いかもしれません。けれども、この**"意味や価値を考える"**習慣は、自分の判断基準を明確にし、自分なりの価値観を築く上でとても大切です。今回は、哲学とビジネスの視点から「意味と価値」を見つめ直すことで、自分の"価値観"を深めるヒントを探っていきます。

1. なぜその行動を選んだのか？ 日常の疑問を見直す

「日々の行動に隠された意味や価値を考えている人は意外に少ない」のではないでしょうか。例えば、仕事の合間にカフェへ行き、アイスコーヒーを注文する時——「なぜこのカフェを選んだ？」「なぜその席？」「なぜアイスコーヒー？」と問われると、スムーズに答えられる人は多くありません。

しかし、こうした小さな疑問に目を向けるだけで、自分の考え方や好み、優先するものが何かが見えてきます。「値段はどう設定されているのだろう？」「営業時間の背景は？」と気にしてみることで、ビジネスの仕組みや自分が求めるものを再確認できます。何気ない行動にこそ、自分の価値観が潜んでいます。

2. 「意味と価値」を考える習慣が自己理解を深める

自分の行動理由を振り返ることで、「何を大切にしているか」「どんな視点が好きか」といったものがより明確になります。例えば、カフェに入る時に店のコンセプトや価格設定に興味を持つなら、"ビジネスモデル"や"コスト感覚"に関心が強いということが分かります。そうした好奇心は、実際のビジネス企画や組織運営にも役立ちます。

また、この"意味と価値を考える"姿勢は、自分自身にも当てはまります。自分が何を大切にして働いているのか、どんな価値観を持っているのかを整理すると、仕事に対するモチベーションがはっきりしてきます。これが「絶対的価値観」を育む上での大きな一歩になります。

3. 価値観＝価値：コンサル企業が問う“What is your value?”

あるコンサル会社では、新入社員に対して「What is your value?（あなたの価値・価値観は何ですか？）」と問いかけるそうです。ここでいう“value”は単なる能力やスキルというより、「何を大事に思って、どんな働き方や成果をもたらすのか」という、その人独自の価値観を意味します。

組織が多様な人材を抱えるほど、一人ひとりの価値観を知り、それぞれの強みを活かしていくことが重要になります。1＋1＋1を3ではなく4や5にするには、社員の価値観をしっかり理解し、相乗効果を引き出すマネジメントが不可欠です。自分の価値観を言語化し、周囲に共有できる人ほど、より高いパフォーマンスを出しやすいです。

4. 価値観を醸成するための日常の視点

日常の小さな選択に「なぜ」を問い、ビジネスや社会の仕組みにまで思いを巡らせる――そうした視点を持つと、自然と価値観が深まり、自分が何を求めているかがはっきりしてきます。例えば、食事をするときに「この価格設定はどうして？」と考えれば、コスト構造や付加価値の概念が見えてきます。SNSで話題の商品やサービスを見れば、「なぜ注目されたのか？」を掘り下げることで、トレンドの理由や顧客心理が学べます。

これらは一見、日常と切り離された“ビジネスの種”のように感じるかもしれませんが、まさに自分の絶対的価値観を育む土壌です。疑問を持つことを楽しみ、いつかその疑問が自分の強みに変わります。

まとめ

日々の行動一つにも「なぜ」を問い、意味や価値を追求することは、自分の価値観を育む大切なプロセスです。カフェでの小さな選択や、価格設定への疑問といった些細な思考が、ビジネスモデルへの洞察や自己理解の深まりにつながります。“あなたの価値は何か？”という問いに答えられるようになるためにも、まずは日常の「意味と価値」を楽しみながら考えてほしいです。

56 “価値”は知識で高まる
説明が生む付加価値の仕組み

私たちは、日常で受け取るサービスや商品に対して、どれくらい“価値”を感じているでしょうか。実は、その背景情報やブランドストーリーを知るだけで、同じものでも一段と魅力的に思えることがあります。ここでは、**“価値教育”**によって付加価値が高まる原理を、食の例を交えながら考えてみます。

1. “価値教育”とは何か：情報がもたらす付加価値

“価値教育”とは、商品やサービスの背景や品質をユーザーに伝えることで、単なるモノ以上の価値を感じてもらう仕組みを指します。例えば、高級和牛を食べるとき、その産地や飼育方法、ブランドの歴史などを説明されると、「同じ牛肉でもただの牛肉じゃない」という特別感が生まれます。

情報が加わることで、消費者は素材や製法について理解し、ストーリーを味わいながら楽しめるため、“ただ食べる”以上の体験に変わるのです。これは商品そのものを変えていないのに、“受け手の認識”を変えることで価値を高める手法ともいえます。

2. 外食店のサービスで感じる“プラスの美味しさ”

レストランで料理が提供される際に、「このお魚は○○漁港で水揚げされたばかりのものです」とか、「この野菜は地元の契約農家が有機栽培したものです」といった説明を受けると、それだけで料理に対する印象がぐんとアップすることがあります。もちろん、素材の品質が高いのは前提ですが、それに加えて“知識”が味覚に影響を与えるのです。

例えば、有名産地から直送された魚と聞けば、それだけで鮮度や品質を想像し、食べる前から美味しさを予期できるわけです。これは単なるマーケティングのテクニックではなく、消費者がより深く商品を理解する“価値教育”が、味覚や満足度を高める典型的な例です。

3. 言葉が価値を生む原理：イメージとストーリー

人は「イメージ」や「ストーリー」によってモノの見方を変えます。商品そのものは物理的には同じでも、「有名な生産者が手塩にかけて育てた」「希少なエリアでしか採れない」などの情報があると、自然と期待値や感情が動かされるのです。例えば、同じ紅茶でも「王室が愛飲しているブランド」と聞くと一気に高級感を抱く人も少なくありません。

いわゆる“ブランド力”も、こうした言葉やストーリーを通じて形成されます。ブランド名や産地の由来、歴史的エピソードなどを知ることで、消費者は商品に対して独自の物語を感じ、「これを選びたい」と思うようになるわけです。結果として、物理的な素材以上の価値が生まれ、価格面でも納得されやすくなります。

4. ビジネスに応用するには：情報設計と発信がカギ

“価値教育”をビジネスに取り入れる際は、まず商品の背景情報やストーリーをきちんと整理し、それを消費者に伝わりやすい形にデザインすることがポイントです。例えば、パッケージやメニューに分かりやすい説明文を載せたり、店員が簡単なエピソードを口頭で説明したりするだけでも大きな効果があります。

また、SNSやホームページなどのオンラインツールを使えば、より深いストーリーや生産者の声を発信できます。消費者が「これはどういう背景なのか」を見たくなったとき、サッとアクセスできる環境を用意すると、好奇心をさらに刺激して満足度を高められます。

まとめ

“価値教育”とは、商品やサービスの背景やこだわりを伝えることで、消費者により高い満足感をもたらす手法です。たとえ物理的に同じ素材でも、その産地やブランドストーリーを知ると、「特別なもの」として感じられるようになります。外食店の説明や商品の由来紹介が人の心を動かすのはそのためです。情報設計を工夫し、興味を引く物語を伝えることで、“価値”は飛躍的に高まります。

57 患者中心医療
付加価値創出の鍵

「医師が指示し患者が従う」という構図が崩れ、患者自身の希望やライフスタイルを尊重する“患者中心医療”が重要視されています。治療のみならず、インフォームドコンセントやShared Decision Makingを徹底することで、医療の質や患者満足度を飛躍的に高める余地が生まれます。ここでは“付加価値創出”の視点から、患者中心医療がもたらす変化と実践例を考えます。

1. 患者中心医療の理念：Shared Decision MakingとUX重視

患者中心医療の核心は、医師と患者が互いの知識と価値観を共有しながら最適解を探る**Shared Decision Making（SDM）**にあります。医師が一方的に治療を押し付けるのではなく、複数の選択肢とそのリスク・ベネフィットを丁寧に伝え、患者が自ら納得できる方針を選ぶことを重んじます。また、**患者体験（UX）**を高める工夫も不可欠で、長い待ち時間や煩雑な受付を改善し、オンライン予約や簡易問診などの導入を進めれば、受療体験が大きく変わります。いわば治療成果だけでなく、受診プロセス全体を快適にすることで患者満足度を向上させるのが、患者中心医療の特徴です。こうした取り組みによって患者が医療の主体となり、より安全で質の高いケアを受けられる環境が整います。

2. 従来の医師主導型との違い：医師はサポート役へ

従来の日本医療は「専門家である医師が判断し、患者は従う」構造が色濃く、患者が自分の価値観に沿った治療を求める場面は限られていました。しかし情報社会の進展により、患者もネットなどから知識を得やすくなり、“医師が偉い”という前提だけでは受け入れられなくなっています。患者中心医療では、医師が専門情報を提供しつつ患者の希望を尊重し、良きアドバイザーとして決定を支援する立場に変わるのです。これは医療従事者に対し、分かりやすい言葉やコミュニケーション手法を磨くことを求めます。同時に、患者も責任ある判断を行う主体として関与するため、双方が対話を重ねるプロセスこそが信頼関係を強化し、結果として医療の質も高める要因になると考えられます。

3. 付加価値を生む「患者の満足と選択肢」

患者中心医療の導入によって生まれる付加価値の一つが、患者満足度の向上です。治療内容を十分に理解し、自分の意志で選択したという実感は通院継続率や治療効果、心理面の安定にも好影響を及ぼします。その結果、口コミで評判が広がり、病院やクリニックのブランドイメージが向上するなど、経営面でのプラスも期待できます。

さらに、患者が選択肢を持つことで、医師側も一律のプロトコルに頼るだけでなく個別最適化を志向しやすくなります。例えば生活スタイルに合う治療法を模索し、説明を補完する資料やオンラインサポートを充実させれば、患者と二人三脚で最適解を追求するケアが実現しやすいです。こうした柔軟さは医療そのものの質を底上げし、同時に新たな付加価値を創出する原動力になります。

4. 実践的アプローチ：院内接遇研修やePROの活用

患者中心医療を浸透させるには、院内スタッフの接遇力やコミュニケーションスキルを高める取り組みが重要です。受付や看護師、薬剤師などが患者を丁寧にサポートできる環境を作り、医師も含めたチーム全体で“患者ファースト”を共有すれば、診療プロセス全体がスムーズに運びやすくなります。院内研修やケーススタディを通じて接遇を見直すと、些細なところから患者体験が大きく変わる可能性があります。

また、ePRO（electronic Patient-Reported Outcomes）の導入も注目されています。患者が自分の症状や生活変化をオンラインで報告し、医師はリアルタイムで情報を把握できるため、外来時間の短縮や診療の個別最適化が進むと期待されています。こうしたデジタルツールを組み合わせれば、患者中心の理念を日常診療に落とし込みやすくなります。

まとめ

患者を治療の“対象”ではなく、“主体”として迎える患者中心医療は、単なる理念にとどまらず医療の質や患者満足度を飛躍的に高める実践的手法です。共創のプロセスを通じて付加価値を生み出す新時代の医療モデルへの変化が進んできています。

㊽ビジネスモデル 20 分類
医療サービス革新のヒント

病院やクリニックが“診療報酬”に頼るだけの経営から脱却し、新しい価値を提供する時代に入っています。そこで活用したいのが、「ビジネスモデル 20 分類」というフレームワークです。代表的なビジネスの類型を整理し医療に応用することで、保険診療だけでは成し得なかったサービスや収益の可能性を考えることができます。

1. ビジネスモデルを医療に応用する意義

医療の公共性を守りつつ、新たな収益源やサービスを模索することは決して“金儲け主義”ではありません。むしろ、安定した経営基盤の上でこそ良質な医療を持続的に提供できる――これが「医療と算盤」を両立させる考え方の要です。以下に挙げる 20 のビジネスモデルは、IT 企業や小売業などで実績を上げてきた仕組みですが、視点を変えれば医療現場にも応用可能なヒントがたくさん隠れています。

2. ビジネスモデル 20 分類と医療応用のヒント

①サブスクリプション（定額課金）

- 月額料金を支払うことで、オンライン健康相談や予防プログラムを使い放題に。 例）「サブスク型クリニック」「メンタルヘルス定額相談」など。

② Freemium（無料＋有料オプション）

- 基本的な健康コンテンツや簡易セルフチェックは無料で提供し、本格的な診断・対面診療などを有料化。
  例）無料アプリから専門医のカウンセリングへ誘導。

③ Pay-as-you-go（従量課金）

- 実際に利用した分だけ料金を支払う仕組み。専門相談や AI 解析などを 1 回単位で購入可能に。 例）遠隔診療 1 回ごとに課金するモデル。

④オンデマンド

- 患者が「いま診察してほしい」と思ったタイミングで予約→即時対応。
  例）24 時間対応のオンライン問診・チャット診療。

⑤マルチサイド・プラットフォーム

- 患者と複数の医師（または医療機関）をつなぐプラットフォームを運営し、マッチング手数料や掲載料で収益化。

例）患者が医師を指名できるオンライン相談サイト。

⑥フランチャイズ

- 統一ブランドとシステムを用いて、地域に複数の小規模クリニックを展開。
  例）「●●クリニック」チェーンの展開、開業支援パッケージ。

⑦ライセンス（使用許諾）

- 大学や研究所が開発した先進的医療技術をライセンス化し、他院に導入してもらいロイヤリティを得る。
  例）独自の診断アルゴリズムを他院へ提供→使用料を得る。

⑧クラウドファンディング（CF）

- 地域住民や企業などから資金を募り、新規サービスや医療機器導入を実現。
  例）地方の産科病棟再建を支援するCF、AI診断機器の導入プロジェクト。

⑨カスタマイズ

- ベースとなる医療アプリや診断システムを自院ブランドにカスタマイズして提供。　例）他社開発のオンライン診療ツールを自院独自にリブランド。

⑩補完

- 一部サービスを赤字覚悟で提供する一方、別の分野で利益を上げ全体を支える。
  例）重症患者の診療に利益を求めず、予防プログラムや健康検診などで収益を確保。

⑪抱き合わせ

- 複数のサービスをパッケージにして提供することで、総合的な価値アップ&患者負担を軽減。　例）検診＋歯科ケア＋栄養相談をまとめてパック料金で。

⑫プロダクトをサービス化（Product as a Service）

- 医療機器やツールを“所有”ではなく“利用”として販売し、保守サポートやデータ連携で収益を得る。
  例）最新の超音波検査機を月額リース＋オンラインサポートセットで提供。

⑬集約化

- さまざまな医療コンテンツ（病院情報、薬情報、検査キット等）を一元的に集約し、ポータルとして運営。　例）「医療の楽天市場」のようなアプリで、患者が医療関連商品・サービスを検索・購入。

⑭マイクロトランザクション

- 1回数十円～数百円の小額決済を積み重ねる仕組み。健康管理アプリ内の追加機能を購入してもらうなど。

例）1日の健康スコアを詳しく見るには数十円課金…などの仕組み。

⑮寄付・ドネーション

- 治療費や研究費の一部を寄付金で賄う仕組み。特定の病気や研究テーマごとに募金を集める。
  例）希少疾患治療や災害医療のための寄付プラットフォームを運営。

⑯データ活用

- 患者データ（匿名化）を研究機関や製薬企業へ提供し、研究協力費を得る。
  例）AI 学習用の画像データを蓄積→製薬企業や AI ベンチャーと提携。

⑰ピアツーピア（P2P）

- 患者同士や地域住民同士で情報や支援を交換する場を提供し、運営手数料や広告収入を得る。
  例）患者コミュニティサイトでの経験談共有＋オンラインストア。

⑱協同組合（Co-op）

- 地域や特定職域の住民が出資者（組合員）となり、互助的に医療機関を運営。利益は還元。　例）組合員が月額費を拠出→地域共同運営クリニックを設立。

⑲ベンチャービルディング

- 大学病院や大手医療法人が、社内外の起業家を支援し、新事業を次々と生み出す仕組み。　例）院内アクセラレーターで革新的スタートアップを孵化。

⑳ D2C（Direct-to-Consumer）

- メーカー（薬・医療機器）が患者へ直接販売やサポートを提供し、医療機関と連携していく方式。
  例）オンラインで検査キット販売→結果をクリニックと共有して遠隔フォロー。

3. サブスク型クリニックの可能性

これら 20 のうち、特に医療現場で近年注目されているのが①のサブスク型です。

- **患者メリット**：月額定額でいつでもオンライン相談や軽度のフォローアップを受けられる。病院に行くほどでもない不調を早期解消できる。
- **医療側メリット**：診療報酬以外の安定収益を確保できる。予防や生活習慣の改善といった“保険外”領域に踏み込める。

ただし、月額をいくらに設定するか、どこまでのサービスを定額に含めるかなどの課題も多く、うまく運用しないと赤字に陥りやすい側面もあります。AI 問診やオンライン診療ツールを組み合わせ、医師の労働時間効率化などの工夫が不可欠です。

4. マッチングプラットフォーム型：患者×医師の新しいつながり

マルチサイド・プラットフォームを活用すれば、患者が複数の医師を比較検討して選べる環境が整い、セカンドオピニオンや専門医探しのハードルが下がります。

- **医師メリット**：自分の専門性をPRしやすい、複業感覚で新たな患者層を獲得しやすい。
- **患者メリット**：口コミや実績を参考に、より自分に合う医師を見つけやすい。

ただし、"選ばれる医師"と"選ばれない医師"の格差拡大、プラットフォーム運営の透明性や倫理面への配慮など、慎重に検討する課題も生じます。

5. 多彩な収益構造が生む新価値

ビジネスモデルを多角的に組み合わせることで、診療報酬に依存しない新価値の創出が進みます。

- **フランチャイズ×サブスク**：地域に複数店舗を展開し、ブランド統一&定額制サービスを実施。
- **クラウドファンディング×データ活用**：地域住民の出資で機器を導入し、そこから得られる診療データを研究機関に提供→ WIN-WIN。

いずれのモデルでも、マーケティングやITリテラシーを身につけた医療者自身が主体となり、「道徳と経済の両立」を意識したサービス設計に取り組むことが大切です。

まとめ

「ビジネスモデル20分類」は、医療界の固定観念を打ち破り、新しいサービスと収益構造を考える上で大きなヒントを与えてくれます。多彩なモデルを組み合わせることで、患者・医療従事者・社会全体がWIN-WINになるイノベーションを生み出すことができます。

59 利益型ビジネスモデルへの転換
サービス価格幅の重要性

近年、低価格だけで顧客を獲得する手法から、より利益を重視するビジネスモデルへ、注目が変わりつつあります。ただ安売りを続けるのではなく、サービス内容や顧客ニーズに応じて複数の価格帯を設定し、幅広い層への訴求と利益の確保を両立させる仕組みづくりが求められています。ここでは、価格戦略の見直しと多様な価格帯の活用がどのように企業の成長を支えるかを考察します。

1. 安売りだけでは持続的成長が難しい理由

単純に価格を下げる「安売り」戦略は、短期的には顧客数や売上を増やす効果が期待できます。しかし、その分利益率が低下しやすく、競合他社が同様の戦略をとれば"価格競争"が激化してしまいがちです。結果として、市場全体で利益が取りづらくなり、値下げ合戦に陥るケースも少なくありません。さらに、安いだけで集まった顧客は、もっと安い価格帯を見つけると容易に離れてしまうリスクも高いです。

こうした状況では、長期的なブランド価値の育成や新たな商品開発の投資に回すリソースを確保しづらくなります。つまり、安売りのみを武器とするビジネスモデルでは、持続的成長が難しく、いつしか行き詰まる可能性が高いのです。

2. 利益型ビジネスモデルへのシフト：価値提供と収益のバランス

安売り路線からの脱却を目指すなら、まず自社の提供価値を見直し、顧客が求める質や体験とのバランスを取った価格設定が欠かせません。例えば、基本サービスを低めの価格で提供しつつ、オプションやプレミアムプランを用意して追加利益を狙う方法が挙げられます。また、顧客の満足度を高める付加価値をどう作るかを考えれば、"安いだけではない魅力"を訴求できます。

ここで重要なのは、自社の強みと顧客のニーズを明確に捉えて、適正な価格帯を設定することです。そうすれば、顧客は価格だけでなく"このサービスにはそれだけの価値がある"と納得しやすくなり、結果として企業が安定的な利益を得られるビジネスモデルへシフトできます。

3. サービス価格幅を広げるメリット

サービスに複数の価格プランや付加価値オプションを設けることで、顧客が予算や必要度合いに応じて選択しやすくなります。例えば、入門プラン・スタンダードプラン・プレミアムプランといった形で段階的に設定すれば、ライトユーザーからヘビーユーザーまで幅広い層をカバーできます。その結果、従来なら取りこぼしていた見込み顧客を取り込むことが可能になり、トータルの売上と利益率が向上しやすくなります。

また、高付加価値プランの導入は、リピーターやファンを育てる上で効果的です。顧客満足度が高ければ、高額プランでも納得して継続利用してもらえる可能性が高まり、企業としては安定した収益源を確保できます。

4. 価格戦略とブランド価値の両立

価格帯の幅を持たせる際には、"ブランド価値"の形成や維持にも注意が必要です。例えば、極端に低価格なプランを設定すると、ブランド全体のイメージが"安さ"だけに寄ってしまい、プレミアムプランの魅力を損なうリスクがあります。そのため、各価格帯ごとのターゲットや提供内容を明確に区分し、**"コストパフォーマンス"と"ブランドエクスペリエンス"を両立**させることが重要です。

高額プランには差別化されたサービス内容や限定特典を用意するなど、"選ぶ理由"を作る工夫が求められます。結果として、お得感を求める層からプレミアム層までをカバーでき、ブランドの多面的なイメージを構築できます。価格設定の巧拙が、そのままブランド価値の評価にも直結するため、バランス感覚が大切になります。

まとめ

単に安売りを続けるだけではなく、サービス内容や顧客ニーズに応じた多様な価格帯を設け、利益を重視するビジネスモデルへ移行することが求められています。幅広い価格設定により、ブランド価値を高めつつ多様な顧客層を取り込み、長期的な収益と成長を実現する戦略が今後ますます重要になります。

60 使うほど育つサービスの法則
累積価値がもたらす成長の力学

新しいサービスやプロダクトを早期にリリースする利点の一つが、**“累積価値”**を早く蓄積できることです。ユーザーが使い続けるほどデータやノウハウが蓄積し、外部のネットワーク効果によってサービスの価値が飛躍的に高まります。ここでは、累積価値がもたらすメリットと、そこに焦点を当てた事業開発の重要性について探っていきます。

1. 累積価値とは何か：サービスを使うほど得られる力

累積価値とは、ユーザーがサービスを利用し続けるほどに**蓄積されるデータや経験が、サービスそのものの価値を高める概念**です。例えば、SNSで投稿や交流が増えるほどコミュニティが活性化し、AIを活用するサービスでは使用データがアルゴリズムを賢くします。

こうしたサービスは、ユーザーが使い始めてすぐよりも、一定期間使い続けることで真の価値が顕在化しやすくなります。つまり、ユーザーにとっては継続利用するメリットが増し、事業側にとってはリピートや新規利用者獲得の根拠となります。累積価値が大きいサービスほど、最初の段階では目立ちにくくても、後々に圧倒的な差を生み出せる可能性があります。

2. 早期リリースのメリット：外部ネットワーク効果とデータの蓄積

プロダクト開発を早期に進め、市場に出すメリットには**“外部ネットワーク効果”**と“累積価値”の蓄積が挙げられます。ネットワーク効果とは、ユーザー数が増えるほどサービスの価値が加速度的に上昇する現象ですが、これを外部のパートナーやユーザーとの提携によってさらに拡大できるのが“外部ネットワーク効果”です。例えば、API連携や共同キャンペーンを通じて他社サービスとも結びつけば、ユーザー数やデータが相乗的に増え、サービス品質の向上につながります。

また、リリースが早ければ早いほどユーザーからのフィードバックや利用データを先行して取り込めるため、アルゴリズムの精度向上や機能改善など“累積価値”を効率よく高められます。

3. 累積価値を見据えた事業開発：長期視点と戦略的投資

累積価値を最大化するためには、短期的な利益やKPIだけではなく、長期的に価値が積み重なる構造を意識した事業開発が重要です。例えば、利用開始時のハードルを下げてユーザー獲得を優先したり、データ分析やアルゴリズム開発に投資を行うことで、サービスの進化を継続的に促進できます。

また、ユーザーがサービスを習慣化するための仕組みづくりも欠かせません。定期的な新機能の追加やイベントを開催して利用意欲を高めることで、データやコミュニティが一層成熟し、競合他社と差をつけやすくなります。要は、“今すぐ利益を出す”だけでなく、“将来の累積価値をいかに高めるか”という観点でリソース配分を考えることが肝要です。

4. 事業成功のカギ：早い段階でのネットワーク形成とユーザー定着

累積価値型のサービスは、ユーザー数やデータ量が一定の閾値を超えた段階で一気に大きな効果を発揮し始めます。そのため、早い段階でネットワーク形成を進め、ユーザー定着を狙うことが事業成功にとって大切です。

例えばβ版をリリースして早期ユーザーを集めたり、初期ユーザーに特典を与えて口コミを促すのも一つの手段です。一度コミュニティが固まれば、新参ユーザーも既存ユーザーのレビューやフィードバックを参考にしやすくなり、サービスの価値がさらに上昇するといった好循環を生み出せます。こうした累積価値のサイクルをどれだけ速やかに回せるか――それが激しい競争の中で生き残るサービスを創る上で、非常に大きな意味を持ちます。

まとめ

サービスを使えば使うほど価値やノウハウが積み上がる“累積価値”は、長期的な事業優位を築く基盤になります。早期リリースによる外部ネットワーク効果や継続的なユーザー定着を狙うことで、データとコミュニティの成熟度を加速します。累積価値を中心に据えた戦略こそが、未来の市場で勝ち残るために大切です。

61 価格戦略
安売りのリスクと“値段から逆算”の発想

商品やサービスを売るとき、「値段を下げれば売れるのでは？」と考えてしまうことはありませんか。しかし、安易な安売りには多くのリスクが伴います。自信を持てずに安値に設定すると、商品の価値まで低く見られてしまうこともあります。今回は、その“安売りの落とし穴”を再確認し、高い価格設定を活かして価値を高める**“値段から逆算”**の発想について考えてみます。

1. 安売りのリスク：価値低下と顧客質の低下

安売りをすると、一時的に顧客を増やせる場合もありますが、長期的にはデメリットも目立ちます。第一に、同じ商品でも「安いものは価値が低い」と見なされやすく、ブランドイメージや信頼度を下げてしまうかもしれません。結果として、安値しか求めない層が集まりやすくなり、“クレームが多い”“支払への意識が低い”といった問題を引き起こすリスクも高まります。

また、安売りを続ける限り、利益率が下がるため利益を確保するには大量に売り続ける必要がありますが、売れる量にも限界があります。無理をして販促費をかけても思うように売れない場合もあります。つまり、安売りは“心の弱さ”から来る短期的な戦術であり、長期的な成長やブランド形成にはあまり貢献しない可能性が高いのです。

2. 高い値段設定のメリット：顧客満足と自己肯定感

逆に高い値段をつけることで、顧客は“投資意識”を持ちやすくなります。例えば、美容医療やコンサルティングなど、高額だからこそ真剣に活用しようと思えるサービスは少なくありません。高い金額を支払うことで顧客の満足度がむしろ上がり、結果的にリピート率も上昇することがあります。

同時に、価格を上げても売れるという事実が得られると、自分の提供する価値に対して自信を持てるようになります。これは「安売りしていては気づきにくかった」側面です。顧客も「多少高いが、ここには他にはない価値がある」と納得すれば、“安いから買った”のではなく“良いから買った”と感じられるため、顧客体験全体が充実しやすいです。

3. “値段から逆算”の発想：サービスの付加価値設計

価格設定を先に決め、それに見合う付加価値を考案する――いわゆる“値段から逆算”のやり方は、発想を大きく広げてくれます。例えばレンタルスペースを1時間1万円で貸すとなれば、「どんな特別な設備や環境を用意すれば納得してもらえるか」を考えるきっかけになります。プロ仕様の楽器を完備したり最高レベルの防音やセキュリティを整えたり価格を“根拠づける要素”を付加するように考えます。

このアプローチは通常の医療サービスやコンサルティング、セミナーなどでも応用可能です。高い単価設定を見据えるほど、自然とサービス品質を突き詰める思考になり、顧客（患者）や受講者が納得できる形を追求します。そうして完成したサービスなら、多少価格が高くても必要と感じる人たちがしっかり価値を認めてくれるため、長期的に安定した需要を獲得しやすくなります。

4. 消耗しない価格戦略：自分も顧客も満足する形

稲盛和夫氏が「値決めは経営」と言うように、価格設定は医療の持続可能性と価値提供の質を決める大きな要素です。安売りで消耗してしまうより、妥当な価格を提示し、確実に満足を与えられるサービスを提供するほうが、結果的に高い評価とリピートを得やすくなります。安売りを脱却すれば、自分自身のメンタル負担も減り、自信を持って仕事に臨めます。

また、高価格帯であれ、誠実な態度と明確な付加価値の訴求があれば、顧客との関係性を良好に維持しやすくなります。お互いに「必要な価値にきちんと対価を払う」という考え方が共有され、トラブルや不満も減るのです。つまり、売り手も買い手もハッピーになれる価格戦略こそ、長期的な視点で見ると最も消耗しにくく、持続的に発展できる方法です。

まとめ

安売りは一見楽な選択肢に見えますが、長期的にはブランド価値の毀損や収益低下を招きかねません。むしろ高価格を設定し、その根拠となる付加価値を徹底して設計することで顧客満足を高め、自己肯定感や売上の安定にもつなげられます。“値段から逆算”して行動すれば、新たなビジネスチャンスが生まれます。

62 料金設定とサービス設計
保険診療と自費のバランスをどうとるか

医療機関が収益を安定させるには、保険診療だけに依存するのではなく、自費診療の分野も視野に入れた料金設定とサービス設計が不可欠です。公定価格である保険診療点数には上限や制約があり、高度な治療や先進的な医療を実践しても収益に結びつきづらい局面が多く、保険と自費をどう組み合わせ、患者にとっても納得感のある価格・メニューを提供するかを検討することが、現代の医療経営における重要なテーマです。

1. 公定価格の制約：保険診療点数の限界を理解する

日本の国民皆保険制度は、多くの人が低コストで医療を受けられるという大きなメリットをもたらしてきました。しかし、医療機関側にとっては、保険診療の報酬が点数表によって一定の上限に縛られるため、いくら質の高い医療を提供しても収益を大きく伸ばしにくいという課題があります。検査や治療に要する手間や時間を増やしても、追加の収益が比例して得られない場合も少なくありません。

その結果、病院やクリニックが“手間をかければかけるほど損をする”というジレンマに陥るケースもあります。もちろん、保険制度が医療の公平性と一定水準の品質を保つ上で重要なのはいうまでもありませんが、経営面で持続性を確保するには、保険診療だけでは難しい側面もあるのです。こうした公定価格の制約をしっかり理解しておくと、「どう自費診療や混合診療に踏み込むか」という戦略がより明確になります。

2. 自費診療での価格戦略：オプションやパッケージ化

保険診療の収入だけでは限界があるとすれば、自費診療のメニューを導入・拡充することで、医療機関の収益と患者への付加価値を同時に高める方法です。具体的には、美容医療や先進検査、予防プログラム、リハビリ特化のプランなど、患者が自費でも受けたいと思うオプションを設定することが挙げられます。

このとき、単に「自費だから高い」というだけでなく、分かりやすい価格設定と充実した説明が重要です。例えばパッケージ化したコースを用意し、定期検診や食事指導、カウンセリングをセットにするなど、患者にとってメリットや価値が明確になるよう工夫すると好印象を持たれます。また、医師やスタッフがしっかり納得して説明できる仕組みがないと、「ただの金もうけ主義」と捉えられてしまうリスクもあるため、透明性を保つことが大切です。

3. 混合診療への期待：解禁で広がる可能性

もし混合診療が解禁されれば、保険診療をベースにしながら先進医療や自由診療の要素を併用しやすくなります。患者としては、保険が効く一般的な治療に加えて、自分のニーズや経済状況に合わせて自費の高度技術や新薬を選択できます。医療機関側にとっては、公定価格の枠を超えた収益を得られるチャンスが生まれると同時に、より幅広いサービスを提供できる利点があります。

ただし、混合診療には公平性や安全性の観点から慎重な議論が行われており、国の判断や制度設計に左右されます。とはいえ、混合診療の仕組みが整えば、患者に多彩な治療オプションを提供しながら医療機関の経営安定も図りやすくなるため、今後の改革において注目ポイントです。

4. “単価×客数”の収益式をどうデザインするか

保険診療と自費診療を組み合わせる際、収益は大まかにいうと“単価（料金設定）×客数（受診者数）”で決まります。保険診療は単価（点数）が一定なので、患者数を増やす以外に収益を伸ばす手段が限られます。一方、自費診療なら高い付加価値サービスを少数の患者に提供する形でも十分な収益を得られる可能性があります。

例えば、高度美容医療を１日に数名だけ手がけるスタイルで効率的な経営をするクリニックもあれば、リハビリや慢性疾患フォローの自費オプションを月額制で提供し、多くの患者を安定的に囲い込むモデルもあります。どちらにせよ、自院や自身の専門性に合った“収益公式”をどう作るかが勝負の分かれ目になります。スタッフの人員配置、予約システム、広報なども含め、総合的に設計する視点が重要です。

まとめ

保険診療の公定価格だけでは収益に限界があるため、自費診療や混合診療を視野に入れた料金設定とサービス設計が不可欠です。“単価×客数”の収益式をどのようにデザインし、患者に納得感のある価値を提供するかが医療機関の将来を左右します。価値を認めてもらえれば、社会貢献と経営の安定を両立しやすくなります。

㊽ マーケティングの“常識”を疑え
STPとロイヤルティ戦略の死角

マーケティングの世界では、**STP**（セグメンテーション・ターゲティング・ポジショニング）や**ロイヤルティ**を高める方法が長く定番とされてきました。しかし、現実の消費者は理論どおりには行動しないケースが多いのも事実です。消費者が商品にもつ気持ちが変われば売り上げが伸びるとは限らない——そんな“当たり前”が研究データで明らかになりつつあります。ここでは、従来の決定論的な手法の限界と、そこから生まれる新たな発想について考察します。

1. 理想と現実のギャップ：STPが抱える誤解

STPは「市場を細かく分けて、狙う顧客層を絞り、そこにポジショニングする」という考え方です。理論としてはわかりやすいですが、実際の売り上げデータを見れば、特定の層だけでなく多種多様な顧客から少しずつシェアを得ているブランドが多いのも事実です。集中投下すれば必ず想定ターゲットが増えるかというと、そうならない場合も少なくありません。

また、「広告費を投入すればするほど効果が増大する」というわけではなく、ある時点を超えると割に合わなくなる“広告費の効果逓減”が起きやすいこともわかっています。さらに、「人の考え方を変えれば、そのまま行動につながる」という前提も、現実では当てはまらないことが多いです。こうした違いが、従来の決定論的な理屈の限界を示しています。

2. ターゲット固定のリスク：ロイヤルティに固執しすぎない

特定の顧客層だけに集中すると、効果は一時的には高まるかもしれませんが、長期的には3つの課題が目立ちます。

まず、同じ層へのアプローチを続けても、いずれ効き目が薄れてきます。次に、固定客だけに頼りすぎていると、新規顧客の獲得力が落ち、結果的に顧客数が先細りする危険が高まります。そして、想像していたほどその層が大きくなかったり、思うほどリピート購入が得られないケースも少なくありません。

そのため、新規顧客やライトユーザーを含む幅広い層へのアプローチが成長には欠かせないと指摘されます。特定層への集中はブランド立ち上げ期や短期キャンペーンでは有効な場合もありますが、長期的・安定的な成長にはバランスある戦略が必要です。

3. 消費者のもつ気持ちと行動のつながりは薄い：相関はわずか1割

消費者の“考え方”や“感じ方”を変えることで、自動的に行動が変わると考えるマーケティングは多いですが、研究では消費者のもつ気持ちが行動を左右する割合は全体の1割程度と報告されています。好意的イメージを与えるだけでは、実際の購入につながらないことが珍しくありません。

ライフスタイルや心理的変数によるセグメンテーションも、実際の購買データと比べるとたいした違いが出ないことが多いです。理想のペルソナを作り込んでも、現実の売り上げを見ると競合と顧客がかぶっていたり、理論どおりに動いていないのが普通です。“ターゲット層の気持ちを変えれば、そのまま行動が変わる”という決定論的な考え方には限界があるといえます。

4. 決定論を超える視点：フェーズごとに柔軟な戦略を

STPや態度変容モデルが無意味というわけではなく、新商品を世に出す最初の段階（0→1）では、特定ターゲットを絞る集中戦略が有効な場合もあります。しかし、市場が育ってきた段階（1→10、10→100）になると、多くの層へリーチして浸透率を上げる戦略のほうが売り上げに結びつきやすいという研究結果もあります。

つまり、「STPを守れば必ずブランドは伸びる」というわけではありません。成熟期のブランドがさらに伸びるには、新たな顧客接点を拡大し、大多数のライトユーザーにアプローチするほうが効果的な場合が多いのです。マーケティングでは“一律な決定論”を疑い、市場のフェーズや実際のデータに合わせて戦略を変える柔軟さが求められています。

まとめ

決定論的なマーケティング理論は理屈としてはわかりやすいものの、現実の消費者行動はその通りにはいかないことが多々あります。最初は特定ターゲットを絞る方法が効果的でも、ブランドが成長するほど広範囲にリーチする戦略が必要になるケースも少なくありません。顧客の態度変容がそのまま行動を変えるわけではない点を踏まえ、市場のフェーズやデータに応じて柔軟に方針を変える姿勢が重要です。

64 医療機関の成長戦略
ターゲット絞込みvsリーチ拡大の最適解

医療ビジネスでは、どの患者層に力を入れるかをハッキリ決めることが大事だとよくいわれます。でも、それだけにこだわりすぎて、ほかの患者や連携の可能性を見逃すのは大きな損失かもしれません。近ごろのデータや研究を見ると、特定の患者だけに集中するだけでなく、幅広い人にリーチする戦略も成長に効果的だと注目されています。

1. ターゲット選定とリーチ拡大は両立できる

医療機関が「在宅の高齢者」「働き盛りの世代」「オンライン受診を望む人」など、ハッキリしたターゲットを想定すること自体は有効です。ただし、それを“ターゲット以外を完全に切り捨てる”戦略と混同すると、本来得られる収益や連携チャンスを逃す危険があります。

例えば、健康診断を売りにする総合クリニックが「予防医療プログラムのPR」を特定の層にだけ強化し、それ以外の地域住民を無視してしまうと、検診ニーズや企業契約を取り逃がすかもしれません。実際には、患者ニーズは幅広く、どれだけ多くの層にリーチできるかが成長に直結する場合も多いのです。ターゲット設定とリーチ拡大は“どちらか”ではなく“どちらも”が重要というわけです。

2. 狭いターゲット戦略の落とし穴：利益とリスク

「患者を絞り込めば、広告の質が高まり、利益率も上がる」という期待がよく語られます。しかし、医療広告には予算の上限があるうえ、狭めた分だけ高い成果が出ないと収益が落ちてしまうリスクも高くなります。

例えば「新しいオンライン診療サービスは若年層だけを狙う」と決めてしまうと、目標となる予約率や受診回数を大幅に引き上げない限り、全体の利益は下がるかもしれません。さらに、狭い層へのキャンペーンでは既に興味を持っている人しか来ず、新規患者や施設連携につながらないことも多いのです。そのため、施策に着手する前に、“新たな層の取り込み”についてもしっかり考える必要があります。

3. 潜在患者へのアプローチ：リーチ拡大で成長を狙う

医療市場全体を見ると、受診していない層や普段はあまり医療を利用しない層（年1回しか行かない人など）を取り込んだほうが、成長の伸びしろは大きくなります。すでに大規模の医療機関と張り合うのであれば、自院が手薄になっている地域や病気に注目し、そこをしっかりサポートするのが基本です。

一方、「選択と集中」を強く意識しすぎて年齢や疾患を限定すると、同じ人ばかりに広告を打ち、結果的に新規獲得が増えないリスクがあります。むしろ、広い層へ情報を届けるほうが受診数を伸ばす上では効果的です。ここでポイントになるのが、何度も同じ人にアピールしない“非重複”リーチを最大化するという考え方です。

4. 専門性と幅広いリーチの両立：バランス重視の施策

シニア向けクリニックや在宅診療専門の施設など、医療ビジネスでは専門性の打ち出しが大事と思われがちです。もちろん、それ自体は問題ありません。でも、その一方で他の潜在患者や関連施設とのつながりを断ってしまえば、長期的な成長を自ら狭めるリスクも高まります。

例えば、在宅患者をメインにしているクリニックでも、高齢者施設や若い世代の家族へのオンラインフォローを視野に入れれば、受診や連携の幅は広がります。要は、ターゲットを設定してサービスを磨くと同時に、他の層にもアプローチできる余地を残すことが大切というわけです。“専門性”と“幅広いリーチ”を上手に合わせることで、医療ビジネスはより安定した成長を目指せます。

まとめ

医療ビジネスでターゲットを絞るのは大切ですが、絞りすぎると収益ダウンや成長の停滞を招くおそれがあります。自院の得意分野や想定患者を意識しつつも、まだ来院していない層や幅広いニーズに柔軟に対応する姿勢が、長期的にみて安定した経営と拡大につながるはずです。専門性を磨くだけでなく、多くの潜在ユーザーを取り込む戦略がポイントとなります。

㊅ 差別化を超えた新しい成功方程式
差別化よりも利用しやすさ

医療機関の成長戦略では**「差別化」**が重視されがちですが、実際の患者は細かな違いより「通いやすさ」を求める場合が多いです。ここでは、差別化の“常識”にとらわれず、利用しやすさを軸にした新時代の医療マーケティング戦略を考えていきます。

1. 差別化戦略の限界：追随される専門性と患者の本音

医療ビジネスでは、先端治療や専門外来を打ち出すことで競合を避け、高い評価を得られるという定石がありました。実際、新規開業や拡大の際には「最新機器」や「独自の施術」を強調しがちです。しかし、時が経てば他院も類似メニューを導入し、差別化は容易に追随されてしまいます。さらに患者の側から見ると、ライトユーザーほど細かな特徴より“行きやすさ”や“待ち時間”を重視しがちで、その違いはあまり意識されない場合もあります。結局、差別化の効果が持続しなかったり、思うほど伝わっていないリスクがある点に留意が必要です。差別化を図るなら、導入時期や追随リスク、そして患者の視点を踏まえた持続性を検討する姿勢が必要です。

2. データで見る医療選択の実態：患者は何を重視しているのか

患者は受診先を細かく区別せず複数の施設を想定する傾向が見られます。特定の強みをしっかり理解してから行くというより、「とりあえずある合格基準さえクリアしていたら一度行ってみる」が多く、初回の印象がリピートを左右します。実際には保険診療では「先端治療」より「近所」や「空いていそう」といった理由で選ぶ患者も多く、一度良い印象を持てば後から「専門性が高い」と思い込むこともあります。この傾向は、差別化を訴求するより、まず利用してもらう導線づくりを重視すべきことを示唆しています。ブランドロイヤルティは事前の知識よりも、実際の経験から形成されるため、差別化の強調をするだけでは不十分だということです。

3. 差別化至上主義の落とし穴：価格戦略とブランド構築の誤解

自由診療や先進医療では「ここだけの特別メニュー」を理由に高額設定を行う差別化戦略が支持されがちです。実際、美容医療などでは独自の機器やコースを強調し、高価格帯でも患者の納得を得ようとします。しかし類似メニューが普及し、広告表現も似通ってくると、「高いわりに大差がない」と受け止められかねません。その結果、差別化というより「価格が高いだけ」という印象を与えるリスクが生じます。

むしろ、低いハードルで受診体験を積んでもらい、そこから専門性や付加価値を感じてもらったほうが、長期的なブランディングには有効です。価格設定だけをゴールにせず、患者が気軽に試せる仕組みを整えることが、ブランド形成には大切なのではないかと考えています。

4. 成功への近道：利用ハードルを下げる仕組みづくり

差別化を声高に訴えるより、まず**“使ってもらう”**仕組みづくりが医療ビジネスで威力を発揮します。オンライン予約やSNS連携などを充実させれば、一度受診した患者が「便利」「診断が的確」と感じてリピートする可能性が高まります。ここで好印象を持ってもらえれば、「このクリニックは他とは違う」という感覚が自然に芽生えます。

ライトユーザーにも幅広くアプローチし、初回利用のハードルを下げることが重要です。高度な治療の説明より、「相談しやすい」「気軽に入れる」と思わせるほうが、多くの人を巻き込みやすく、口コミや評判が差別化イメージを強化する好循環へとつながります。結果的にブランド力が高まり、新たな市場での成功要因となります。

まとめ

医療分野では差別化よりも、患者が足を運びやすい導線づくりが効果的です。一度利用してもらうことで自然に差別化が育ち、ブランド拡大につながります。真の競合回避は、“まず使ってもらう”姿勢から始まると考えています。

66 VUCA 時代適応
不確実性への備え

医療の世界でも予測しづらい出来事が次々に起こる**「VUCA 時代」**が到来しています。新しい感染症、技術革新、働き方の変化――どれも将来を見通しにくい要素ばかりです。そんな中、未来には4つのタイプがあり、情報を知っていれば対処しやすい“相対的な未来”と、ほとんど見えない“絶対的な未来”があるといわれます。ここでは、不確実性にうまく対処し、新しいチャンスをつかむヒントを考えてみます。

1. VUCA とは何か：4つの未来と医療の変化

VUCA は **Volatility（変動性）**、**Uncertainty（不確実性）**、**Complexity（複雑性）**、**Ambiguity（曖昧さ）**の頭文字を取った言葉で、先の読めない時代を象徴しています。医療現場でも、高齢化や AI の普及、新型感染症の流行など、予想外の出来事が次々に起こっています。

また、“未来”には4つのタイプがあるといわれます。①「ほぼ読める未来」（例：人口動態）、②「シナリオが見えている未来」（例：行政の政策工程表）の2つは“相対的未来”と呼ばれ、情報を持っていれば準備可能です。③「いつ起きるかは不明だが方向は分かる未来」（例：医療のデジタル化）と、④「ほぼ予想できない未来」（例：アンドロイドと暮らす社会）の2つは“絶対的未来”で、不測の事態に備える姿勢が求められます。この4つを意識することで、不確実な時代に柔軟に対応しやすくなるのです。

2. 医師が直面する不確実性：政策・感染症・働き方の変化

VUCA 時代の医療では、「いつどんな制度改定があるか」「新たな感染症がいつ流行るか」など、正確に読み切るのは難しいです。これらは、(1) 行政の工程表である程度予想できる「相対的な未来」と、(2) 何の前触れもなく起きる「絶対的な未来」が混ざり合っている状況といえます。例えば、保険点数の改定や医療 DX の推進などは工程表がある程度示されるかもしれませんが、新型感染症や国際的な薬不足などは突然起こります。また、医師の働き方改革や女性医師の増加による需給バランスの変化で、従来の“医師＝売り手市場”が崩れる可能性も指摘されています。こうした先の読めない出来事を逆にチャンスと捉え、「オンライン診療に挑戦する」

「新たな専門分野を学ぶ」など、柔軟に動く発想が大切です。

3. 変化に強い医療者の姿勢：柔軟性とリスク許容、素早い行動

不確実な時代を乗り切るには、以下の3つが大切です。第一に、**柔軟性**。もし病院の働き方が大きく変わっても、週末だけフリーランス医師として動くなど、自分なりの選択肢を作るとリスクを分散できます。第二に、**リスクを必要以上に恐れない姿勢**。完璧な情報を待ちすぎると、タイミングを逃しがちです。第三に、**素早い行動**。情報が十分でなくても、まずは小さく始めて様子を見ながら修正する方法が、不確実な時代には有効です。

医療は安全第一を重んじる傾向がありますが、だからといって何もしないでいると、かえって変化に置き去りにされるかもしれません。多職種や外部の専門家ともチームを組みながら、早めに小さく試すスピード感が、VUCA 時代の成功を左右するといえます。

4. VUCA をチャンスに変える：シナリオプランニングと人脈づくり

不確実な未来に備える組織や個人は、いくつものシナリオを想定し、それぞれの対策を用意する“シナリオプランニング”を行っています。例えば医師が多くなる可能性を踏まえ、オンライン診療や在宅医療へシフトする案を同時に準備しておく。もし AI が大幅に進化したら、さらに専門性を高めて“AI に代替されにくい領域”に踏み込むなど、複数の道を並行して考えておくわけです。

また、多方面の情報をいち早くつかむために、学会や SNS、海外の研究機関などとつながる人脈づくりが有効です。VUCA の時代は予想外のチャンスも転がっているので、幅広いネットワークを活かして情報を交換し、どんな未来が来ても柔軟に対応できる体制を整えることが大切です。

まとめ

不確実な VUCA 時代、そして4つのタイプに分けられる未来の中で、医療者は変化をマイナスだけでなくプラスにも変えられます。行政の工程表で分かる部分（相対的な未来）だけでなく、まったく予想外の展開（絶対的な未来）にも備えるには、複数のシナリオと柔軟な行動力が不可欠です。自分の知識やネットワークを活かし、小さく挑戦を重ねながら進むことで、逆境もチャンスに変えられます。

67 変わらない自分を守るために、“変化”を選ぶ
リスクと挑戦のすすめ

私たちはしばしば「変わらない自分こそ本当の自分だ」と考えがちです。しかし、時代や環境が大きく動く中、自分だけが立ち止まっていると大きなズレが生じる恐れがあります。むしろ変化を受け入れることでこそ自分の軸を際立たせられる——そんな逆説的な視点が、これからの競争社会を生きる上で重要になってきました。ここでは、コンフォートゾーンを抜け出し、**新しいリスクや挑戦**を積極的に取り入れる意義を考えていきます。

1. なぜ“変わらない”と危険なのか：取り残されるリスク

時代の進歩や社会の変化が急激に進むと、これまで“正解”とされてきた方法が通用しなくなる場面が増えます。技術革新、働き方改革、価値観の多様化などに合わせて学びやアプローチを変えていかない限り、いつの間にか“旧式”とみなされる可能性があるわけです。

例えば、デジタル技術が普及し、オンラインでのビジネスが主流となってきた時代に、過去のやり方を固守しているだけでは、流れに乗り遅れてしまいます。そうなると、せっかくの実力や経験を十分に活かせずに競合に先を越されることも出てきます。つまり、変化しないことがむしろ最大のリスクになり得るという逆説に気づくことが大切です。

2. 変化が“自分らしさ”を守る：軸を再確認する逆説

変わらないために変わる——一見矛盾するようですが、実はこの考え方こそ、自分の核を守る上で効果的です。伝統芸能や老舗企業でも、時代に合わせて新たな手法や商品開発を取り入れつつ、軸となる美意識や哲学を守っている事例は少なくありません。

個人レベルでも、情報収集や新技術の習得などでアップデートを続ければ、社会の流れと大きくかけ離れるリスクが減り、“自分の強み”が埋もれない状態を保てます。変わらない軸を際立たせるには、周囲の変化に対して部分的に自分を変えなければ、本質的なところを引き立たせられない——まさに矛盾なく自分らしさを育む手段といえます。

3. 小さなリスクテイクで得られる学び：一歩踏み出す勇気

挑戦やリスクテイクというと、大きな転職や起業など大掛かりな行動をイメージしがちです。しかし、実際は週末だけ新しい勉強会に参加してみる、SNSで専門情報を発信してみる、といった小さな一歩でも“変化”の手応えを得られます。こうした小さな挑戦が成功や失敗を通じてノウハウを得る機会になり、その積み重ねが自分の幅を広げてくれるわけです。

また、小さなリスクテイクを何度も経験すれば、“挑戦してみないと分からない”というメンタリティが身につきます。結果として、次に訪れる大きな変化や未知のチャンスにも、落ち着いて対応できるのです。周囲の反応を恐れたり、安全な環境にしがみついたりするより、一歩踏み出すことで得られる学びと成長は想像以上に大きいです。

4. “動かないリスク”を認識して時代に乗る：変化がチャンスを呼ぶ

変化を拒む理由の一つは、“失敗したらどうしよう”という不安です。しかし、現状維持に固執することもまたリスクをはらんでいます。社会や業界の流れが大きく動くなか、自分だけが停滞していると、将来的な安定や評価を失う恐れが高いです。

逆に少しのリスクを負い、時代の波に合わせて動いてみれば、新たなチャンスや仲間との出会いが生まれる可能性が増えます。例えばオンラインツールを活用すれば、遠方のクライアントやコミュニティともスムーズにつながれ、思わぬプロジェクトに参加できるかもしれません。そんな形で得た成功体験や人脈は、次のステージへ大きく飛躍する下地となります。

まとめ

“変わらない”自分を守りたいなら、むしろ変化に積極的に乗ることが必要です。時代が大きく動いている今、挑戦を避け続けるほうが長期的リスクは大きいかもしれません。小さなリスクテイクから始め、軸を保ちながら自分をアップデートすることで、本質的な自分らしさを伸ばしつつ、新たなチャンスも得られます。

68 アウトプットだけでは“すり減る”
“鰹節現象”と学び続ける重要性

仕事で成果を出して評価されると、あちこちから講演や依頼が舞い込み、つい**“アウトプット”**に集中しがちです。しかし、それだけでは自分の知識やアイデアが徐々に“すり減って”しまう可能性があります。ここでは筆者の実体験から、やりすぎると使い捨て状態になりかねないということで名付けた**“鰹節現象”**を切り口に、アウトプットとインプットのバランスを探ってみます。

1. “鰹節現象”とは：アウトプット過多がもたらす使い捨て感

筆者が“鰹節現象”と呼んでいるのは、講演や情報発信などを繰り返すうちに、どんどん自分が削り取られてしまうイメージからきています。ちやほやされて講演やイベントに呼ばれても、そこで披露するのは自分の経験や知見という“ストック”です。使えば使うほど、それを補うインプットがないと枯渇しやすいわけです。

特に、行政など公的な仕事からビジネス界に移る人が、短期的には“珍しい存在”として講演オファーを大量に受けるケースがあります。すると、はじめは目新しさで人気を博しても、同じ内容を繰り返し話すうちに自己成長が停滞し、徐々に飽きられてしまう可能性が否定できません。結果的に“消耗品”のように扱われてしまう現象が、この“鰹節現象”と呼ぶ所以です。

2. アウトプットに集中しすぎるリスク

アウトプット自体はとても大切で、経験を整理し人に伝えることで自身の理解も深まります。しかし、アウトプットばかりに注力すると、徐々に新しいネタや学びが生まれにくくなり、発信内容がマンネリ化する恐れがあります。

さらに、講演や発信の依頼が多いほど、スケジュールがタイトになりインプットの時間を確保しづらくなります。忙しさを理由に勉強や情報収集を後回しにすると、次第に“知識の貯金”が尽きてきて、使い回しの内容しか話せなくなってしまうのです。その状態が長く続けば、いずれ周囲からの評価も落ち、「もう新しいことを言っていない」と見なされかねません。

3. 継続的なインプット：3倍・5倍を目指す

アウトプットの数が増えるほど、それを支えるインプットを“3倍・5倍”行う意識が重要です。例えば、最新の業界動向を学ぶ、別分野のセミナーに参加する、読書や研究会で専門知識を深めるなど、形は何でも構いませんが、とにかく“知識の蓄積”と“視野を広げる”ための努力が欠かせません。

また、自分のやってきた仕事に近い分野だけでなく、異分野の情報や全く関係ないように見えるテーマにも触れると、新たなアイデアやつながりが生まれやすくなります。こうした探求があってこそ、講演や発信で話す内容に深みや新鮮さが加わり、継続的に“需要”のある発信者として認められます。

4. “使い捨て”にならないキャリアづくり：長期的視点

自分の“過去の実績”や“珍しさ”で一時的に注目を集めるだけでは、キャリアは長続きしません。継続的に成長し、信頼を得るには、“アウトプット”と“インプット”のバランスを考えた長期的な戦略が必要です。

具体的には、定期的に学びの時間を確保したり、新しいプロジェクトや学会に参加して実践知を増やしたりすることが挙げられます。忙しいスケジュールの中でも、“自己投資”を疎かにしない姿勢が、何年経っても色あせない存在として評価される秘訣です。そうすることで、“鰹節”のように薄く削られ続けて使い捨てにされるのではなく、常に新しい知識を“補充”し続けるプロフェッショナルとして活躍できるはずです。

まとめ

“鰹節現象”とは、アウトプットばかりに時間を割き、インプットを怠っていると徐々に自分の“中身”が削られ、消耗品のように扱われてしまう状態を指します。注目を集めているうちほど、3倍・5倍のインプットを意識して新しい情報や知見を蓄え続けることが欠かせません。そうすれば、長期間にわたり価値ある発信が可能になり、“使い捨て”ではなく、真に信頼される存在として仕事を続けられると考えています。

69 “自分”をどう定義するか
内面、他者評価、お金の価値づけを考える

自分とは何者なのか。そんな問いは一見哲学的ですが、実際の日常でも「自分が何を得意とし、どんな価値を持つのか」を明確にできるかどうかは大切です。また、自分が認識する自分と、周囲や社会が認めてくれる価値との間にはギャップがあることも珍しくありません。ここでは、**“自分”をどう定義し、どこに価値を見出すのか**——内面から他者評価、そしてお金のやり取りに現れる価値づけまで、いくつかの視点から考えてみます。

1. 自分をどう認識するか：内面からの定義

「自分とは何か」を考える上で、まずは内面的な視点が重要です。例えば、「自分はどんな能力があって、どんなことに興味があるか」「どんな価値観や夢を持っているか」など、自分自身が抱くイメージや理念が内面の定義といえます。これは“自己分析”とも呼ばれ、自己啓発やキャリア選択の場面で盛んに行われます。

しかし、内面だけを見ていると、自分の得意分野や価値観を客観的に理解しきれないこともあります。極端な話、自分が「絵が好きだから価値がある」と思っていても、周囲がまったく興味を示さない場合は、社会的に活かすには工夫が必要です。逆に、本人は“こんなの誰でもできる”と思っていても、周囲から見れば“すごい特技”だと評価される場合もあります。内面の定義は大切ですが、それだけでは自分の存在意義や価値を全面的に把握しきれないかもしれません。

2. 他者からどう見られるか：外からの評価

もう一つの視点は、周囲や社会が自分をどう評価するかという“外部視点”です。職場の同僚や友人、家族が「あなたは○○が得意」「こういう面が素晴らしい」と評価してくれる部分は、自分の内面だけでは気づけなかった強みを教えてくれます。これは自己分析を補完する上でも非常に有効です。

一方で、“周囲の評価”に過度に依存しすぎると、自分らしさを見失うリスクもあります。他人から“便利な人”と思われているが、実は心が疲弊しているとか、自分が本当にやりたいことと周囲の期待が合わずにストレスを感じるケースも少なくありません。つまり、外部の評価は自分の客観的な価値を知る手掛かりにはなるものの、自分の内面や希望と上手にバランスをとることが必要といえます。

3. お金から見る自分の価値：仕事や報酬の観点

自分の価値を最も現実的に示すものの一つとして、“お金”が挙げられます。どんなに素晴らしい才能やスキルを持っていても、それが対価として評価されなければ仕事上は“売れていない”とみなされることがあります。例えば、フリーランスで高額な報酬を得ている人は、市場がその人の提供価値を高く認めているという証拠です。

ただし、お金だけで自分の価値を測るのは、少し狭い見方です。社会貢献度が高い仕事であっても、収入に結びつきにくい分野は存在します。また、医師や教育者など、給与が保険制度や行政に左右される職業もあるわけです。大切なのは、経済的価値が一定の目安になると理解しつつも、それだけを自分の価値のすべてと捉えないこと。お金で測れる部分と測れない部分を切り分けて考える視点が必要です。

4. 自分の価値を定義するための統合的アプローチ

結局、自分を定義するには“内面の認識”“周囲からの評価”“お金（市場）からの評価”の3つをバランスよく取り入れるアプローチが理想的です。まずは自己分析によって、“何が好きで、どんな目標を持っているのか”を把握します。次に、同僚や友人など他者の視点を取り入れ、“自分では当たり前だと思っていた強み”を再確認。最後に、実際に仕事やビジネスの場で試してみて、“報酬”や“依頼の多さ”という形で社会が認める価値を確認します。

こうした流れで、自分の能力や特性がどのように社会に受け入れられるのかを客観的に見ることができます。もし思うように評価されていないなら、戦略を見直す余地があるし、逆に想定外に評価されるなら、その方向性をさらに伸ばすことが可能です。複数の観点から「自分とは何か」を定義するからこそ、本当の意味での自分の価値を見出すことができます。

まとめ

“自分とは何か”を定義するには、内面での自己認識だけでなく、周囲からの評価やお金を介した社会的評価もあわせて考えることが大切です。多角的な視点を持つことで、「得意だと思っていたが市場に合わない」「自分は当たり前に思っていたが周囲には高評価だった」といったギャップを理解しやすくなります。そうして自分の強みや方向性を見極めれば、“自分の価値”を高めていく道筋がはっきりしていきます。

70 仕事の“センス”はタイミング
温めたアイデアを“ここぞ”で出す技術

「仕事ができる」といわれる人は、優れた企画やアイデアをただ思いつくのではなく、**“最高のタイミング”**で行動に移せる能力を持っています。そんな彼らは、温めていた案や思いついた案を急に出すのではなく、「いつ出せば最大の効果を生むか」をしっかり見極めているのです。ここでは、**仕事のセンス＝タイミング**説を踏まえて、その技術を探ってみます。

1. “タイミング”がセンスを決める理由

どんなに優れたアイデアでも、出す時期を誤れば評価されないことがあります。逆に、そこまで画期的ではない案でも、絶妙なタイミングに発表すれば大きな反響を得る場合もあります。例えば、新しい商品をリリースする際に、市場がその分野に注目しているタイミングなら、自然と関心が集まりやすくなるわけです。

いわゆる「センスのある人」は、この空気の読み方や時流の把握がうまいものです。アイデアそのものの完成度だけでなく、「これをいま出せば響くだろう」という直感や観察力が仕事の成果を左右します。そうした力を私は“仕事のセンス”と呼んでいます。

2. 温めたアイデアを“ここぞ”で出す：一見突然に見える技術

「できる人は、急にすごいアイデアを出してくる」とよくいわれますが、実は長い間あたためていたケースが少なくありません。思いついた時にすぐに表に出すのではなく、タイミングを見計らっているのです。例えば、周囲がそのテーマに興味を持ち始めた頃合いを見計らうとか、競合の動向をじっくり観察して手の内を出す瞬間を待つなど、計画的に“スタンバイ”しているわけです。

これを傍からみると「突然のひらめき」に見えるかもしれませんが、本人の中ではすでに案を育て上げておき、ベストな時期がくるまで寝かせているだけなのです。こうした“タイミングを待つ”ことこそ、仕事のセンスともいえます。

3. “寝かせる”力：焦らず待つ忍耐が成果を生む

アイデアを思いつくまでは得意でも、早く評価されたい気持ちからすぐに披露してしまう人も多いかもしれません。しかし、本当に効果的なタイミングを待つには、焦らずに“寝かせる”忍耐が求められます。

例えば、新商品の企画であれば、市場の流れが自分の企画の追い風になる時期を観察し、情報収集をしながらアップデートし続けるほうが成功率が高まる可能性があります。医療の世界でも、研究結果を発表するタイミングを見誤ると、ほかの研究発表に埋もれたり、学会や社会の関心を得にくくなったりすることがあります。結局のところ、「最高のタイミングを逃さないように冷静に待つこと」が、寝かせる力の本質です。

4. タイミングを見極める具体策：観察・情報収集・状況分析

タイミングを制するためには、日頃から“情報収集”と“状況分析”を怠らないことが大切です。例えば、業界ニュースやSNS、競合動向などをチェックして「いつ世間の需要が高まるか」「同じテーマを打ち出している人はいるか」を見極めるわけです。

また、社内や周囲の雰囲気を観察するのも欠かせません。会議の空気が変わった時やチームの悩みが明確になったタイミングに、「こういうアイデアありますよ」と切り出せば、一気に注目が集まります。さらに、自分のアイデアを若干調整して、社会や組織の動向に合わせる柔軟性もポイントです。こうした“観察→分析→発表”の流れを意識すれば、タイミングの精度を高められます。

まとめ

仕事におけるセンスとは、ただ奇抜なアイデアを思いつく力だけではなく、“最高のタイミング”でそのアイデアを提示する能力を指すのではないでしょうか。一見、急にすごい案が出てきたように見えても、その裏には長い間あたためる忍耐と、社会や組織の流れを読む観察力が存在します。情報収集や冷静な分析を重ね、最適なタイミングを狙うことが、仕事の成果を大きく左右していきます。

⑺ 夢に“夢中”になろう
ビジョンが人を巻き込み、大きな力を生む

仕事に対して「夢中」になれるかどうかは、その人の行動力やモチベーションに大きく影響します。自分が持つビジョンは、一種の“夢”ともいえます。そして、その夢を自分だけでなく多くの人と共有し、“一緒に夢の中へ連れて行く”ことこそが、組織や仲間の力を何倍にも引き上げる秘訣です。ここでは、**夢中になる意義**と、**夢を周囲と共有するコツ**を探ってみます。

1. “夢中”になることの力：モチベーションの原動力

一度でも何かに夢中になった経験がある人は、時間を忘れて没頭し、大きな達成感を得たことがあると思います。仕事においても、ただ「やらなければならない」から取り組むのではなく、“ワクワクする夢”を持てれば、続けることが苦でなくなります。むしろ「もっとうまくなりたい」「もっと成果を出したい」という感情が自然と湧き、モチベーションが持続しやすいです。

夢中になる状態では、人間は普段以上の集中力や学習スピードを発揮できるといわれています。スポーツの試合や音楽演奏などは顕著な例ですが、仕事でも同様に**“フロー”**と呼ばれる集中状態が訪れることで、生産性が高まり、創造的なアイデアが出やすくなります。したがって、夢中になるテーマやビジョンを見つけることは、パフォーマンス向上にもつながります。

2. ビジョンは“夢”ともいえる：夢中を呼び起こす旗印

「会社のビジョン」や「自分のビジョン」という言葉は堅苦しい印象を与えがちですが、裏を返せば“こんな未来を実現したい”という“夢”の宣言に近いものです。**ビジョン**が明確なほど、そこに向かうプロセスで「何をすべきか」「どんな行動が価値を生むか」が見えやすくなり、人は自然と夢中になりやすくなります。

例えば、ある医療機関が「地域を健康にするために、高齢者でも通いやすいサービスをつくる」というビジョンを掲げるとします。これが単なる売上目標だけでなく、“地域のおじいちゃん、おばあちゃんの笑顔を増やす”という夢を伴うなら、スタッフはそこに強い共感を覚えて積極的に動くかもしれません。つまり、夢を“旗印”として提示することで、人々が熱狂する土台が生まれていきます。

3. 自分だけでなく他者も夢中にさせる：大きな夢の共有

夢中になることは自分のモチベーションを高めますが、さらに重要なのが“他の人も同じ夢に引き込む”という視点です。自分が熱中しているテーマやビジョンを、“自分だけのもの”にしてしまうと、周囲は関わりにくいかもしれません。しかし、大きな夢を語って「この未来を一緒につくろう」と働きかければ、共感を得た仲間やスタッフ、顧客までが、一緒に夢の中へ参加してくれます。

例えば、企業のリーダーが「私たちのプロジェクトで世界をこんなふうに変えたいんだ」と具体的なストーリーを語ると、社員だけでなく顧客や投資家など外部の人々も興味を持ちやすくなります。この共感の輪を広げていくと、組織やコミュニティ全体が“夢中”状態になり、スピード感や一体感が高まります。

4. 人の夢に入る＝相手を夢中にさせるコミュニケーション

相手の夢に“乗っかる”という方法もあります。誰かが熱意を持って取り組んでいるテーマを見つけたら、「自分も一役買えるだろうか」「その夢に貢献することで、どんな学びやメリットがあるだろうか」と考えてみるわけです。そうすることで、相手の夢の中に入っていき、相手からも「一緒にやろう」と誘ってもらいやすくなります。

相手のビジョンを理解し、そこに自分の得意分野を掛け合わせれば、新しいシナジーが生まれるかもしれません。要は、相手を夢中にさせるコミュニケーションも大事ですが、自分が相手の夢中に入る柔軟性を持つことで、思わぬチャンスをつかむ可能性が広がります。

まとめ

仕事において“夢中”になる感覚は、個人のやる気や成果を高めるだけでなく、周りの人を巻き込む力を持っています。ビジョンは“夢”と考えることができ、自分が本気で夢中になり、大きな夢をみんなに共有すれば、多くの人がその世界観に引き寄せられます。逆に、相手が描く夢に乗る形で新たなコラボを生むのも一手です。“夢中”な状態を互いに作り合うことで、より大きな成功や満足感が得られるはずです。

㉗ 続いてきた知恵は“本質”の証

先人の知恵を情報として活かす方法

古くから多くの人に支持され、いまも残っている格言や考え方は、ある意味で“本質”を突いている証拠ともいえます。現代でも「どうして変わらないのだろう？」と思うほど長く伝えられてきた知恵は、その背後に普遍的な価値があるからこそです。ここでは、**先人の知恵を“情報”**として捉え、自分の仕事や生き方に活用するポイントを考察してみます。

1. なぜ先人の知恵は“本質”を含むのか

昔から語り継がれ、今でも廃れずに使われている知恵は、多くの人々が「これは役に立つ」と感じて守り続けてきたものともいえます。例えば、「継続は力なり」「急がば回れ」「三人寄れば文殊の知恵」といった言葉には、時代を超えて通用する行動のヒントが隠されています。

これは単に昔からの慣習を引きずっているわけではなく、多くの人がそれを実践して「効果的だ」と実感してきた歴史があるからこそ、現在まで残っているのです。だからこそ、そうした知恵を「古い」と片づけるのではなく、いまの仕事や生活にどう応用できるかを探ると、意外な気づきや改善策が見えてきます。

2. 先人の知恵を“情報”として扱う意味

過去の言葉や考え方をそのまま鵜呑みにせず、現代の課題に合わせて“情報”のように客観的に使う視点が大切です。例えば、ことわざや名言を一度分解してみて、「これはどんな状況で有効か」「どういう限界があるか」を分析するわけです。すると、“昔はこうだった”という背景だけでなく、“いま使える要素”と“使えない要素”を区別できるようになります。

こうすることで、先人の知恵を自分なりに再構築し、オリジナルのアイデアや行動指針を作り出すことができます。ただ暗記して「昔からそういうもの」と言うより、自分の文脈に当てはめて価値を再発見する——それが先人の知恵を活かすコツです。

3. 長く残る知恵を活かすための具体策

1つめの具体策は“読書やリサーチ”を通して、古くから伝わる名言や哲学書、先人の経験談などを広く知ることです。雑多に見えても、たくさんの知恵に触れるうちに「これは自分に合いそう」「ここはビジネスに応用できる」といったヒントが浮かびやすくなります。

2つめは、自分の課題に合わせて小規模に実践してみることです。例えば、「継続は力なり」という言葉に感銘を受けたなら、まず一週間だけ何かを継続してみるといった形で試すわけです。実際にやってみれば、意外な効果や違和感に気づき、それをきっかけに“先人の言葉”を自分仕様にアレンジできます。

4. 時代が変わっても活きる“本質”とは何か

先人の知恵は、テクノロジーや社会が大きく変わっても通用する**“本質”**を含んでいます。それは、人間の心理やコミュニケーションの仕方、習慣づくりの要素など、時代が変わっても大きく揺らがない部分があるからです。例えば、いくらAIが進歩しても「コツコツ努力する」という姿勢が大事な場面は残りますし、いかにスピードが大事な時代でも「急がば回れ」の要素を無視すると大きな失敗を招く可能性があります。

こうした“根本的な仕組み”を理解した上で、現代の技術や状況に合わせて応用すると、大きな成果を引き寄せられるかもしれません。時代遅れと思われる言葉ほど、裏には強靭な“人間の本質”が眠っているのです。

まとめ

先人が残した言葉や考え方は、今の社会に直結しない部分もあるものの、長年受け継がれてきた背景には「時代を超える本質」が含まれています。それを“古いから”と敬遠するのではなく、情報として分析し、現代の問題に合わせて再解釈することが大切です。自分の目標や課題と重ね合わせてアレンジすれば、先人の知恵は“いま”を変えるパワフルなヒントになり得ると考えています。

㊸ 失敗は成功への一本道
何度転んでも歩き続ける大切さ

一般には「成功か失敗か」という二つの道があるように思われますが、実は失敗を重ねた先に成功があるというように、一本の道として捉えられます。途中で諦めれば「失敗」で止まってしまうけれど、くじけずに進めば、やがてたどり着くのが“成功”というゴールです。ここでは、**「失敗は成功の母」**といわれる意味を、改めて考えてみます。

1．失敗と成功は別々の道ではなく、一本につながった道

多くの人が「成功するか、失敗するか」という二択のイメージを持ちがちです。しかし実際には、失敗と成功はまるで道が分かれているわけではありません。むしろ、「失敗→失敗→失敗→……→成功」と、一つの道の連続として捉えたほうが自然です。

例えば、新しい手術法を開発する医師や、製品を生み出す起業家は、最初からすんなり成功した例は少なく、何度も試行錯誤を繰り返しています。途中で諦めれば「失敗で終わった」としかいえませんが、続けていればそのうちヒントや改良策を見つけ、成功へ至ることもあるわけです。つまり、失敗自体が成功への一歩と考えることで、挫折を乗り越えやすくなるのです。

2．「万事塞翁が馬」：失敗は最終評価ではない

中国の故事「万事塞翁が馬」は、将来のことは予測できない。幸せなことが不幸に、不幸なことが幸せにいつ変わるか分からないので、物事に一喜一憂しない、という教えを示しています。失敗に見える出来事も、そこから何を学ぶかによっては、結果的に成功や新しい発見をもたらすきっかけになるわけです。

例えば受験や昇進試験に落ちると、その瞬間は“最悪”に思えるかもしれません。でも、その体験から新しい勉強法やキャリアの選択肢を見つけ、後で「むしろあの時、落ちてよかった」と思うことも珍しくありません。何が“成功”で何が“失敗”かは、その時点の視点だけでは判断しきれないのです。

3. 繰り返す失敗が成功を引き寄せる：諦めずに進む意義

「失敗を重ねるほど成功に近づく」という言葉は、決して単なる精神論ではありません。失敗するたびに、何が足りなかったのか、どんな工夫が必要だったかなど、改善のヒントを得るからです。例えば、新しい手技やビジネスモデルを試す過程で出る小さな失敗や苦労の積み重ねが、最終的に大きな成功へつながることはよくあります。

逆に失敗を避けるために何もしなければ、進歩は期待できません。失敗は“壁”ではなく“段階”だと捉えて、一つ乗り越えるたびに次の段階へ進んでいるのだと考えれば、挫けずに挑戦を続ける原動力になります。

4. 途中でやめなければ失敗にならない：継続の力

結局のところ、失敗は“そこで止めてしまった”からこそ失敗として確定します。もし途中で諦めずやり続ければ、それは“過程”の一部にすぎません。例えば、新薬開発は何度も臨床試験で失敗を重ねますが、最終的に認可されれば“失敗”の数だけ改善が行われた結果、成功として結実するわけです。

この考え方が大事なのは、挑戦する時に「もしダメだったらどうしよう」と恐れて行動を止めてしまうリスクを減らしてくれる点です。失敗してもまだ道は続く——その継続力こそが、「失敗は成功の母」といわれるゆえんでもあります。

まとめ

失敗と成功は別々の道ではなく、「失敗→失敗→……→成功」という一本の道としてつながっています。途中でやめれば失敗で終わるし、歩み続ければやがて成功につながるかもしれない。“万事塞翁が馬”のように、幸せでも不幸せでも、いつ変わるか分からないので、一喜一憂しないことです。大切なのは、失敗を糧に改善し、やり続けること。そうすれば失敗は終わりではなく、成功へ向かう途中の一歩となります。

74 “量”が生む“質”
やってみてはじめて見える世界

「どんな仕事やスキルでも、まずは量をこなさないと本当の質が分からない」という言葉を耳にしたことはないでしょうか。よく「量より質」といわれがちですが、実は**量を積み重ねる過程でこそ質が磨かれる**面があります。ここでは、実践を通して“量”をこなし、そこから見えてくる“質”の大切さと、**“やってから考える”**という姿勢の意義を考えてみます。

1. “量より質”は真実か？：まず数をこなす意味

よく「量より質が大事」といわれますが、最初から高い質を狙いすぎるあまり行動が止まってしまうケースも少なくありません。実は、質を高めるにはある程度の“量”を経験しないと、何が良いのか、どこが問題点かが見えてこないのです。例えば、文章を書くにしても、最初から完璧な文体を追求する人ほど、一本の文章を書くのにやたら時間がかかり、なかなか上達しないことがあります。

一方、「まずは数を書こう」と決めてどんどんアウトプットする人は、試行錯誤の中で自然と文体が洗練されていくものです。いわゆる“やってから考える”のが大事なのは、量を積んでこそ本当の問題や改善点が浮き彫りになるからといえます。

2. 量をこなせば“質”が勝手に向上する仕組み

なぜ**量をこなすと質が高まる**のか。それは、繰り返しの中で見えないクセや改善点に気づきやすくなるからです。人は続けているうちに、同じ失敗を避けるように無意識のうちに工夫しはじめます。例えば、数多くの診療経験を積んだ医師は、初期には対応しきれなかった症状もスムーズに対処できるようになります。

同時に、量をこなすことでノウハウが溜まり、選択肢や応用力が増えます。単純にいえば、“質”は一足飛びには身につかないということです。大量にこなすうちに見えてくるバリエーションや、アレンジの仕方が質の向上へとつながっていきます。

3. 「やってから考える」姿勢が新たな視点をもたらす

「準備が万全になってから始める」という考え方も大切ですが、いつまでも準備段階にとどまると、行動量は増えません。すると結局、現実の課題やチャンスを見逃してしまう場合が出てきます。そこで「まず動いてみる」という姿勢をとれば、自分が想定していなかった問題にも早めに気づき、より良い方向へ修正する余地が生まれます。

実際、スタートアップ企業などはプロトタイプを素早く作り、ユーザーの反応を見ながら改良する**アジャイル方式**を採る例が多くあります。これは「やってみて気づくことが数多くある」という経験則に基づいた方法です。医療の現場でも、一定の安全策を保った上で新しい技術や方法を試し、得られた知見で改善していく流れは重要です。

4. 量×客観的フィードバックで“質”が倍増

ただやみくもに量をこなすだけでは、効果が低いこともあります。そこで大事なのが、客観的なフィードバックを得る仕組みです。例えば、自分で練習量を増やすだけでなく、上司や同僚、あるいはAIツールなどからアドバイスを受ければ、効率的に改善点を把握できます。

例えば、スポーツ選手がコーチの指導のもと、集中してトレーニングするように、医療者やビジネスパーソンも先輩や同業者のアドバイスを活かしながら量をこなすと、短期間でスキルが急成長します。つまり、“量”をこなしながら、そこに他者からの視点を加えることで、“質”を一気に高めることが可能になります。

まとめ

人は一足飛びに質を高めるのは難しく、まずは量を積む中で試行錯誤を重ねることで、自分なりのコツや改善点が見えてきます。いわゆる“やってから考える”姿勢が重要なのは、計画だけでは分からない問題やアイデアに早めに気づけるからです。さらに、他者やツールのフィードバックを取り入れれば、量をこなす過程で質が格段にアップし、新たな成長のチャンスが広がります。

⑺ いまの優先順位が未来を創る
過去が作った“いま”と、いまが作る“これから”

私たちが何に時間を使い、どんな行動を選ぶかによって未来は創られています。そして、いまの自分は過去の行動の積み重ねによってできた存在であり、この瞬間に決める優先順位が、数年後の自分の姿を大きく変えていきます。ここでは、**“いま”の行動が“未来”を形作る**という視点から、時間の使い方や優先順位の考え方を深掘りし、自分が本当に求める未来を実現する方法を考えていきます。

1. “いま”は過去の自分が作った：行動の結果がつながる

現在の自分を取り巻く環境や能力は、これまでの選択や行動の積み重ねによって形づくられてきたものです。例えば、医師として専門性を磨きたいと考えて勉強や研修を重ねてきた人は、数年後に豊富な経験やスキルを武器にキャリアを築いています。一方、勉強やスキルアップを後回しにしてきた場合、同じタイミングでも得られる機会が少なくなっているかもしれません。

「いまの自分がいまあるのは、過去の自分が作った」――この事実は、自分が行動を選択する意味の重さを教えてくれます。もしいま、“不足や後悔”を感じるなら、それは過去に積み重ねた時間の結果かもしれません。しかし同時に、“これまでやってこなかったこと”に気づいたなら、それを“いまから”始めるのが未来のための最善策になります。

2. 未来を作るのは“いまの優先順位”：時間と行動の組み立て

未来は、いまの自分がどんなことに集中し、どんな行動に時間を割くかで決まります。例えば、日々の仕事をする中で、新しいスキル習得に一定の時間を割く人と、ただこなすだけの人では、1年後に大きな差がつく可能性があります。そうした差が積み重なれば、数年後のキャリアや収入にも大きく影響するわけです。

この“優先順位”は、日常のちょっとした選択にも表れます。余暇をどう使うか、誰と会うか、どんな本を読むか――これらの選択が未来へつながる種を蒔くのです。「いまの自分が未来の自分をつくっている」という意識を持つだけでも、行動の組み立て方が変わってきます。逆に、優先順位が曖昧だと「いつかやる」「そのうちやる」で終わってしまい、将来振り返った時に何も積み上がっていないことになりかねません。

3. “時間の使い方”が価値観を映し出す：無意識を意識化する

自分がどんなことに時間を使っているかは、実は自分の価値観を映し出しています。例えば、健康や家族との時間を大事に思っている人は、自然と食事や運動、家族行事に時間を割きます。一方、仕事や勉強に熱中している人は、娯楽を削ってでも成果を追求しているかもしれません。

この“時間配分”を意識的に見直すことは、自分が本当に望む未来を具現化する上で重要です。もし「本当は英語を話せるようになりたい」と思っていても、まったく勉強に時間を割いていなければ、その願いは現実になりにくいです。結局、目標があるなら、そこに優先順位と時間を投じるのが近道です。自分が何に時間を使っているのかを定期的に振り返ると、改善ポイントが見えてきます。

4. 未来を創る行動パターン：コツと心構え

まず、**短期ではなく中長期の視点を持つ**ことが大切です。1日や1週間で見れば、差がほとんどないように感じても、1年、3年といったスパンで見れば習慣や優先順位の差が大きな成果の違いを生み出します。次に、**「ご褒美設定」などを活用してモチベーションを維持**しましょう。例えば、目標を達成するごとに小さなご褒美を用意すれば、“未来のための投資”に楽しさが伴うようになります。

一方で、**「捨てる決断」**も不可欠です。あれもこれもと手を広げすぎて優先順位がぼやけると、結果としてどれも中途半端になりやすいです。必要に応じてやめるべき習慣や、人に任せられる作業を手放し、本当に力を入れたい分野に時間を集中するのがポイントです。そこが、自分にとって“未来を切り拓く行動”に直結する部分となります。

まとめ

いまの自分は過去の選択が積み重なった結果であり、これからの未来は、いま自分が何を優先し、どんな行動に時間をかけるかで決まります。毎日のちょっとした選択や習慣こそが、大きな成長や変化につながります。もし将来の自分に後悔してほしくないなら、「いま何をすべきか、何を捨てるか」を意識し、優先順位に沿って行動することが大切です。

76 フューチャードリブン思考
未来から現在を設計

「フューチャードリブン思考」とは、私が提唱する、先の見えにくい時代にあっても、自ら未来をイメージし、そこに必要な仕組みやサービスを創り出す発想法です。現状の延長や制約に囚われるのではなく、理想の姿を描き、その姿に合わせて行動を組み立てることで、より豊かな未来を切り開くことを目指します。

1. フューチャードリブン思考とは何か

私が考えるフューチャードリブン思考は、問題解決やビジネスを考える際、いま起こっている事象や過去の成功例だけに頼るのではなく、「これからの社会はどう変わるか」「人々が望む暮らしはどうなるか」という未来イメージを基点に考える方法です。例えば、人口減少や技術革新の先で、人々がどのような暮らしを送っているかを想像し、その時代に必要とされる製品やサービスを先取りして設計します。

この考え方は、現状の課題に対処するだけでなく、まだ表面化していないニーズや新たな価値をつくり出すきっかけにもなります。「先が読めない時代だからこそ、未来を自ら描いてしまおう」という積極的なスタンスこそが、フューチャードリブン思考の核といえます。

2. 未来から逆算するメリット：新しい発想と行動

フューチャードリブン思考の利点は、未来の理想状態を先に想定することで、そこへたどり着くための行動やアイデアが自然に生まれることです。もし「10年後には○○が必要になっている」と仮定すれば、いま何を準備すればよいか、どんな人や技術とつながるべきかが逆算的に見えてきます。

この逆算思考は、現状に縛られたアイデア出しに比べて、「実はこんな挑戦も可能だった」という新しい気づきを得やすいのが特徴です。さらに、未来像を共有しておけば、組織内外のメンバーが同じ方向を向きやすくなります。ビジョンがハッキリしているほど、人やリソースが集まりやすく、困難な状況でもモチベーションを保ちやすくなります。

3. 実践のポイント：柔軟なシナリオプランニングと小さな実験

フューチャードリブン思考を実践するには、まずいくつかの未来シナリオを描き、それぞれに対して小規模なテストや試作を行うことが効果的です。例えば、AIがますます進化した世界と、そうでもない世界の両方を想定してみると、必要になるサービスやスキルが変わるかもしれません。

さらに、小さく実験することで大きな失敗を避けつつ、早期に成果や課題を見極められます。新しいアイデアを考えたら、まずはプロトタイプを作って限られた人に試してもらう、あるいはSNSやクラウドファンディングを使ってフィードバックを集める――こんなステップを積み重ねれば、未来に必要とされるかどうかを手堅く検証できます。

4. 未来志向がもたらす変革：社会をデザインする意識

最後に、フューチャードリブン思考が持つ大きな意義として、**「社会をデザインする」**という視点が挙げられます。未来は受け身でやってくるものではなく、多くの人の行動やアイデアによって形作られるものだからです。例えば、少子高齢化や気候変動などの不安要素を前に、「将来が暗い」と嘆くだけでは何も変わりません。

しかし、「こうなったらいい」という理想の姿を描き、そこに近づく方法を試行錯誤すれば、自然と周囲を巻き込みながら前進できます。社会課題の解決にもつながるアイデアを打ち出すことで、人々がワクワクできる未来像を示し、世界を少しずつでも動かしていく――これこそ、フューチャードリブン思考の魅力です。

まとめ

フューチャードリブン思考は、「未来をどう作るか」を先に考え、そのために必要な行動やアイデアを逆算して創り上げていく発想法です。いまの制約や常識に縛られず、理想の姿を描くことで、新しいプロダクトやサービス、さらには社会の仕組みまでもデザインしやすくなります。未来は誰かが決めてくれるものではありません。自分たちで描き、積極的に行動することにつながればと思っています。

77 過去を変えるという新視点
“事実”ではなく“解釈”を変える

「過去は変えられない」というのは多くの人が信じる定説のように思われます。しかし、よく考えると“過去の出来事そのもの”は変えられなくても、“それをどう捉えるか”という**解釈や意味づけ**は変えることができます。ここでは、過去を振り返る上での新たな視点として、**「解釈を変えることで過去が変わる」**について話をしていきます。

1. 事実と解釈は別物：変えられない部分、変えられる部分

過去に起きた“出来事”そのものは、確かに動かせません。例えば、何かの試験に落ちた事実があったとすれば、その事実はもう消えることはありません。しかし、その出来事を「自分がダメだと証明された」と見るか、「学ぶチャンスが増えた」と捉えるかによって、そこから得られる感情や行動は大きく変わります。

言い換えれば、“事実”は固定されていても、“解釈や意味づけ”は人や状況によって変化し得るわけです。この区別を理解することで、「過去はまったく変えられない」という思い込みから自由になり、よりポジティブなマインドで過去の出来事を活かせるようになります。

2. 過去をどう活かすか：“解釈”が未来を変える

“解釈を変える”ことで最も大きなメリットは、今後の行動や感情が大きく前向きになることです。例えば、失敗体験を「自分には才能がない」と悲観的に捉えるのではなく、「次はどう工夫すればよいかのヒントを得た」と解釈すれば、再チャレンジしやすいでしょう。

これは「過去が変わった」といってもよいくらい、心の中での位置づけが変わります。結果として同じ出来事でも、そこから生まれるモチベーションや学びはまったく違うものになるのです。つまり、事実は一つでも、そのあとどう行動するかは“解釈”に左右される、という考え方が私たちの未来を創っているともいえます。

3. 解釈を変えるコツ：客観視と目標設定

過去の出来事を“良い”ものに転じるには、まず客観視することが大切です。あえて第三者視点で「この出来事は、いまの私にどんな意味を与えているか？」と問いかけてみると、意外な側面が見えるかもしれません。また、周囲の人に「これってどう思う？」と意見を聞くことで、自分が気づかなかった角度から解釈できることもあります。

次に、自分の目標や価値観を再確認します。同じ“過去”でも、将来なりたい自分が明確になると、「あの失敗はこういう対策が必要だと教えてくれた」といったふうに、過去の意味が変わってきます。結局、過去を前向きに解釈することで、未来に向けた一歩を踏み出すエネルギーにするのがポイントです。

4. 過去は変えられないが“変わる”——実践のすすめ

「過去を振り返ると落ち込む」という人は、自分がその出来事に対して否定的な解釈をしていないか、まずチェックしてみましょう。“その時は苦しかったけど、いまの自分を作る大事なきっかけになったのでは？”という見方ができれば、自然と気分は軽くなるかもしれません。

また、過去の意味づけを変え続けるには、定期的に自分の歩みを振り返る習慣が役立ちます。月に一度でも「最近あったことをどう捉えているか？」を書き出してみるだけでも、心の変化に気づきやすくなります。そうして“過去は変えられないが、自分の中では変わっていく”実感を得れば、失敗や挫折を含め、すべてを成長のチャンスに転換できる可能性が高まります。

まとめ

「過去の出来事は書き換えられない」一方で、“それをどう捉えるか”という解釈は変えられます。たとえ失敗や挫折でも、そこから学びを引き出そうと思えば、同じ事実が前向きな意味を持つかもしれません。こうした視点は、自己肯定感や行動力を高める上で重要です。つまり、過去を変えられないのではなく、“自分の心の中で過去を変える”ことはいつでも可能です。

78 無駄に見える経験の意味
Connecting Dots：点が線になる瞬間

アップルの創業者スティーブ・ジョブズが話題にした**“点と点をつなぐ”**という考え方は、医師のキャリアにおいても大きなヒントになります。現時点で意味が分からない経験や知識が、のちに意外な形で大きな価値を生むことがあるからです。ここでは、この**“Connecting Dots”**を意識したキャリア形成について考えていきます。

1. ジョブズの“点をつなぐ”逸話：無駄に見える経験の意味

ジョブズは大学中退後にカリグラフィの授業を受け、その知識が後にMacのフォント設計に活かされました。当時は“何の役に立つか分からなかったこと”が、あとになって大きな影響をもたらしたのです。

医師のキャリアでも、研修先の選択や副業、趣味など「一見バラバラな取り組み」が、将来1つの線となって実を結ぶ可能性があります。例えば、海外旅行が好きなら国際医療の道が開けるかもしれません。“いま形が見えないから無駄”と決めつけず、“何事にも意味があるかもしれない”と意識することで、日々の経験がより深い学びにつながります。

2. “点をつなぐ”と期待しても思うようにいかない葛藤

もちろん、“点をつなげばうまくいくはず”と期待しても、思うように成果が出ない場合もあります。いろいろ手を広げてみたが、なかなか関連性が見えず焦ることもあります。例えば、忙しい中で新しい資格を取ったり、新規プロジェクトを立ち上げたりしても、すぐには実感できるメリットがないかもしれません。

ただ、こうした迷いや悩み自体も、後に役立つ経験になることがあります。結果だけでなく、うまくいかなかった過程で培った問題解決力や、試行錯誤から得た視点が、次のキャリアステップを支えるかもしれません。つまり、“つながると思って始めた点”がすぐには実を結ばなくても、まったく意味がないわけではないです。

3. AI時代にこそ大切な“体験”と“人間らしさ”

AIが情報やデータの処理で圧倒的な力を発揮する時代ほど、人間が持つ“実体験”の価値が増すとされています。知識そのものはAIが瞬時に検索・分析できるようになる一方、実際に患者と接する中で培われる経験や、人間同士のコミュニケーションから得られる洞察は代替しにくいからです。

例えば、患者の表情や微妙な言葉遣いから病状や不安を察する力、複雑な事情を抱えた家族への対応方法など、感覚的な部分は単なるデータ処理だけでは補えません。異なるジャンルの勉強や経験を積んでおくことで、より豊かな対応力や発想が生まれます。AIに“結果”を委ねる場面が増えても、最後の判断や人との関わりを支えるのは人間の経験です。

4. 医師キャリアと“Connecting Dots”：実践のヒント

医師が“Connecting Dots”を活かすためには、まずは興味や疑問に対して積極的に動く姿勢が大切です。勉強会や学会で異なる分野の発表を聴いたり、海外論文をチェックしたりして、新しい点をつかむ努力を続けます。趣味や副業も、あえて医療と関係ない分野を選べば、将来思わぬ形で活きるかもしれません。

同時に、今は関連が見えない点でも、長い目で育ててみる余裕を持ちましょう。結果をすぐに求めすぎると、“全然つながらない”と落胆してしまいがちですが、数年先に振り返れば「ここで学んだことがこんな形で役立ったんだ！」という感動があるものです。

まとめ

ジョブズが語った“点と点をつなぐ”考え方は、医師のキャリアにも大きな示唆を与えます。いまは無関係に見える経験や知識が、のちに大きな強みとなる可能性があるからです。AIが情報を瞬時に処理する時代だからこそ、人間ならではの体験や独自の視点を積み重ね、“点を広げ続ける”努力が大切です。

79 失敗は科学、成功はアート
再現性が生む学びと創造

私たちは「うまくいった理由」は曖昧にしがちで、一方「なぜ失敗したのか」には原因やルールを見出せます。野村克也監督の**「勝ちに不思議の勝ちあり。負けに不思議の負けなし」**という言葉にあるように、負けには不思議が少なく、勝ちは一種の芸術のような偶然が絡むもの——この視点を踏まえると、成功よりも失敗が持つ再現性や分析しやすさこそが、成長への貴重な手がかりになります。

1．失敗に潜む法則：検証と改善が次の成功を呼ぶ

失敗には必ず原因が存在し、それを検証すれば対策を立てやすいのが特徴です。例えばビジネスであれば、売り上げ不振の背景に統計分析やターゲティングミスが潜んでいるかもしれません。スポーツでも負けた試合を振り返ると、特定のプレーや作戦の甘さがはっきり見えてくるはずです。

失敗を“終わり”ではなく“科学”と捉えれば、一つひとつの要因を洗い出し、次のチャレンジで同じ落とし穴を避けられるようになります。こうして失敗を積み重ねるほど、経験は再現性のある学びとして蓄積されるわけです。逆にいえば、失敗に目を向けずに流してしまうと、同じ誤ちを何度も繰り返してしまいます。

2．成功はアート：再現しにくいからこそ唯一無二

対照的に、成功には運や偶然、個人のセンスや周囲のタイミングなど、理論化しにくい要素が絡み合います。例えば、あるプロジェクトが大ヒットしたのは、その時機やメンバーのコンディション、世の中のトレンドなどが絶妙に重なったからかもしれません。

絵画や音楽の名作が“まねしにくい芸術”であるように、成功もまた“二度と同じように再現しにくい”というアート的な側面があります。成功事例を参考にすることは大切ですが、それを型どおりに真似しても同じ成果が保証されるわけではありません。そこで大事になるのは、“成功は再現しがたいアート”だと理解した上で、その一回限りの価値を認め、柔軟に応用や改変を試みることです。

3. 失敗を恐れない文化が創造を加速させる

失敗に原因を見出し、そこから学びを得る“科学的視点”を重んじる組織や社会では、メンバーが挑戦を恐れにくくなります。仮に新しい試みが失敗しても、それを個人の責任や能力不足ではなく、“分析材料”として捉える空気があるからです。その結果、さらに多くの実験やアイデアが生まれ、成功確率が高まるという良循環が期待できます。

逆に失敗を厳しく咎める環境では、誰も挑戦したがらず、イノベーションの機会を逃してしまうかもしれません。失敗をオープンに共有し、原因を解き明かすプロセスをポジティブに評価する文化が大切です。つまり、失敗はただの結果ではなく、“何が起こったかを検証し、次に活かす”科学的思考の宝庫です。

4. 失敗のルールを発見し、成功のアートを活かす

「失敗には必ず原因がある」という認識を持てば、私たちは失敗を恐れず挑戦しやすくなります。どんなに悲惨な結果でも、そこから原因を分析すれば、同様のミスを減らせる再現性の高い教訓が得られるからです。一方、“成功はアート”という視点を持つことで、成功パターンをあまり過度に型化せず、一度きりの価値として大切に扱えます。失敗の法則から学び、成功はアートとして享受する――この柔軟な思考が、持続的な成長を支える土台になります。

まとめ

失敗はルールや原因を明らかにしやすい“科学”であり、成功は運や環境など多くの要素が作用する“アート”に近いと考えれば、挑戦へのハードルはぐっと下がります。失敗を分析して法則を得る一方、成功はその瞬間の芸術として捉え、過剰な再現を求めない。この姿勢が、組織や個人の創造性を守りつつ、数多くのトライアルから学びと進化につながります。

80 桃太郎戦略
ビジョンを掲げ、仲間を集め、未知に挑む

昔話「桃太郎」は、鬼退治をするためにビジョンを掲げ、専門家ともいえる仲間たちを巧みに活かした物語です。実はこのストーリーには、現代のビジネスやキャリア形成に通じる大切な要素が隠されています。ここでは、桃太郎が示す**「旗を掲げる」「仲間を頼る」「未知の桃を拾う」**というポイントから、挑戦と成功を導くヒントを考えていきます。

1. 日本一の旗＝ビジョンを掲げることの大切さ

桃太郎が鬼退治に向かう時、「日本一」の旗を掲げました。これは現代風にいえば「明確なビジョン」を示す行為です。ビジョンが明確だと、周囲も「この人についていこう」と共感しやすくなります。例えば会社なら、経営理念や目指す目標がはっきりしているほど、社員や投資家がついてきやすいものです。

桃太郎の場合、「鬼を倒して平和を取り戻す」というゴールがはっきりしていたからこそ、サル・イヌ・キジも協力を決意したわけです。反対に、ビジョンが曖昧だと周囲は「それ、結局どうなるの？」と手を貸す意欲が湧きにくくなります。医療でも、病院やチームがめざす方向をはっきり示すことで、医師やスタッフだけでなく患者や地域社会からの信頼も得やすくなります。

2. サル・イヌ・キジ：多様な専門家をうまく頼る

桃太郎が鬼を倒せたのは、自分の力だけではありません。空のスペシャリストであるキジ、地上戦が得意なイヌ、木々の間を自由に動けるサルが、それぞれの強みを活かしたからこそ勝てたのです。これは現代で言う“専門家チーム”の発想と同じです。医療でいえば、医師・看護師・薬剤師・管理栄養士など多職種が協力するチーム医療に近いです。

何でも自分一人でやろうとすると限界があります。専門家を適切に頼ると、質が高まるだけでなく、業務の効率もアップするはずです。平時から信頼できる人脈やルートを作っておくことが、いざという時に大きな力になる――まさに桃太郎がサル・イヌ・キジを味方につけたように、“まず声をかける勇気”が重要です。

3. おばあさんの決断：未知の桃を拾う勇気

桃太郎が生まれるきっかけは、おばあさんが川を流れる大きな桃を「よく分からないけれど拾ってみよう」と思い切った行動をしたからです。もし怖がって見過ごしていたら、鬼退治という壮大な成功はありませんでした。

これを現代の働き方に当てはめると、いま目の前にある“得体の知れない桃”は何かという話になります。例えば、新しい仕事の誘い、見慣れない分野のスキル習得、あるいは他業種とのコラボ企画――どれも最初は「やる意味が分からない」かもしれません。でも、勇気を出して拾ってみると、将来の大成功につながる可能性があります。この“未知への挑戦”を逃さない姿勢こそ、桃太郎の物語が教えてくれる大きなヒントで、個人的には桃太郎の中で一番すごいのは「おばあさん」だと思っています。

4. ストックオプションときび団子：インセンティブで仲間を動かす

桃太郎が仲間を集めた時、犬や猿、キジに渡したきび団子は、現代の企業でいう「報酬」や「ストックオプション（SO）」に近いかもしれません。仲間が“やる気”を出すためには、ある程度の見返りやインセンティブが必要です。ただし、それは必ずしも金銭的なものだけではなく、「やりがい」や「ビジョンへの共感」も強力な動機づけになります。

医療でも、スタッフが真に協力し合うためには、給料だけでなく「自分の働きが社会に役立っている」と感じられることが大切です。桃太郎にとってのきび団子をどう設計するかが、リーダーの腕の見せ所です。

まとめ

昔話「桃太郎」は、壮大な目的に向けてビジョンを示し、専門家ともいえる仲間をうまく巻き込み、未知のチャンスを逃さない勇気を持つ――そんな現代にも通じる成功のヒントを含んでいます。医療やビジネスの現場でも、旗を掲げ（ビジョン設定）、専門家を頼り（チーム連携）、得体の知れないチャンスを拾う（未知への挑戦）姿勢が、より大きな成果につながります。

81 自分の嫉妬心に学ぶ
自分を成長させるチャンス

仕事や趣味の分野で、自分と同じステージにいるライバルの存在は、時に大きな脅威や嫉妬の対象となりがちです。しかし、その相手をよく観察してみると、自分が伸ばすべきスキルや、新しい戦略のヒントが見つかる場合も多いです。どんな人でもすべてを真似する必要はありませんが、自分に合った部分だけを取り入れることで、ライバルとの切磋琢磨を前向きなエネルギーに変えていくことができます。

1. ライバルへの嫉妬が生まれる理由

嫉妬は、自分と似たレベルや状況にいる相手が“自分にない成果”を挙げている時、特に湧き起こりやすい感情です。例えば同僚が昇進したり、友人が同じ分野で大きな成功を収めたりする瞬間に感じるのが、この嫉妬です。人間にとって、身近な存在の活躍は“自分にできないことをやっている”と認識しやすく、焦りや劣等感をかき立てられます。

しかし、嫉妬は決してネガティブな感情だけではありません。それをきっかけに、自分のスキルや行動を改めて見直す契機にもなります。むしろ、その相手が何をどう頑張っているのか、どんな方法で成果を出しているのかを調べる中で、次のステップへのヒントを見つけられる可能性が高いです。

2. 相手を研究する：強みと真似すべき部分を見極める

ライバルの活躍に嫉妬を感じた時こそ、相手の行動や戦略をよく研究するのが得策です。例えば、どんなツールやメソッドを使っているのか、スケジュール管理はどうしているのか、どんなコミュニケーションスタイルで周囲を巻き込んでいるのか、といった具体的なポイントを探ります。

ただし、何でもかんでも真似しようとすると、自分の個性やスタイルが損なわれるリスクがあります。そこで重要なのは、**「自分に取り入れて効果が出そうな要素だけ」をピックアップ**することです。それ以外の、自分には合わないやり方や価値観は割り切って取り入れないほうが、結果的に混乱やストレスを避けられます。

3. 自分だけの武器を再確認する

相手を研究し、学ぶべき点を取り入れる一方で、**自分しか持っていない強み**を見失ってはいけません。ライバルとの比較ばかりに気を取られていると、“自分独自の武器”を活かすチャンスを見逃しがちです。

例えば、コミュニケーション力が高い人なら、その点をさらに伸ばして成果を出す道があるかもしれません。あるいは、新しいツールや技術への適応が早いというのが強みなら、積極的に最新情報を取り入れることでアドバンテージを作れます。ライバルの魅力を分析する過程で「自分にはない部分が多い」と感じる反面、「自分が持っている特性」も客観視しやすくなります。

4. 嫉妬をチャンスに変える：前向きな切磋琢磨のすすめ

嫉妬に囚われてしまうと、相手を否定したり、自分の劣等感を増幅したりしてしまいがちです。しかし、嫉妬を“学びのきっかけ”と考えれば、より前向きな切磋琢磨を生み出す原動力に変わります。

相手に感じる脅威を「自分に足りない要素を教えてくれるシグナル」と捉えて、行動を改善する材料にするのはどうでしょうか。ライバルの動きを踏まえて成長すれば、競い合いながら互いに高め合える健全な関係を築いていけます。

まとめ

ライバルへの嫉妬には、実は成長や学びのヒントが隠されています。相手の優れた点を研究しながら、自分に活かせる要素を見抜きつつ、自分だけの強みを再確認する――このプロセスが前向きな切磋琢磨を生み、嫉妬をチャンスへと転化していきます。

82 悩んだら“3歳の心”で人生を選ぶ
純粋な楽しさを取り戻す

小さな子どもの無邪気な姿を見ていると、大人は様々な義務感に縛られすぎていると感じます。「3歳の自分なら純粋に喜ぶか」という視点で選択してみると、本当に自分らしい道が見えてくるのではないかと考えています。

1. “3歳の自分”を基準に考える：純粋な楽しさとは

成長とともに、私たちは社会の常識や周囲の期待に合わせて行動する場面が増え、いつしか「やるべきこと」を優先しがちになります。その結果、「本当に楽しいのか」を考える余裕を失うことも少なくありません。

ここで、3歳の自分を想像してみましょう。お金や地位などの概念がなく、「やりたいからやる」「好きだから一緒にいる」という純粋な気持ちだけで行動していたはずです。この視点に立ち返って、自分がいま行おうとしている選択を「3歳の自分が喜ぶか？」と問いかけると、案外シンプルに楽しいかどうかが見えてきます。年齢を重ねるほど増えていくノイズを取り払った**“純粋な楽しさ”**にこそ、自分の本心が映し出されます。

2. 欲と楽しさの区別：社会的欲望と本質的喜び

大人になると、「もっとお金がほしい」「立場がほしい」といった社会的な欲望に影響されやすくなり、それを実現しないと楽しめないと錯覚しがちです。しかし、そうした欲が満たされても心からの喜びを感じられるとは限りません。むしろ、「どうすれば大好きなことに没頭できるか」や「どんな仲間とどんな体験を共有したいか」を考えるほうが、長続きする幸福感につながります。

もちろん生活のために稼ぐ必要はありますが、それが全てになってしまうと3歳の自分が笑顔になる瞬間を見失うかもしれません。欲望自体を否定するわけではありませんが、それが本当に自分の魂を満たすものかを見極める視点が大切です。

3. 年齢とともに増えるノイズを排除する：情報と常識に左右されない

SNSやメディアが発展し、多種多様な情報が飛び交う現代、年齢を重ねるほどに「これがいい」「あれが正解」といった“ノイズ”が増え続けます。友人の成功談や社会の流行を見ていると、自分が本当に望んでいるのか疑問なことでも「やってみようか」と思うことがあります。

しかし、そうした他者の基準を無批判に取り入れるのではなく、あくまでも「自分にとって本当に楽しいか」を問う習慣を持ちたいです。一見魅力的に映る選択肢でも、3歳の自分なら見向きもしないかもしれません。情報や常識はあくまで参考材料です。最後に決めるのは、自分が心からワクワクする感覚があるかどうかという基準だと割り切るのが賢明です。

4. “誰と”やるかが大事：魂が喜ぶ仲間や環境

どこで何をするかという条件は大切ですが、それ以上に**「誰と一緒にそれをやるか」**が人生の満足度に大きく影響します。

例えば、単調な作業でも気の合う仲間となら楽しく取り組める一方、どんなに魅力的なプロジェクトでも気が合わない人とではストレスがかかります。自分にとって居心地がよく、成長や刺激を与え合える仲間と組むことで、3歳の自分がワクワクするような体験を日常的に味わえます。「どこで何をやるか」だけでなく、「誰とやると魂が喜ぶか」を意識して判断すれば、より充実した時間を過ごせる可能性が高まります。結局のところ、“楽しさ”と“ともにある”という感覚が、自分らしい生き方を支えます。

まとめ

3歳の自分が心から喜ぶかどうかを基準にすれば、増え続けるノイズや社会的欲望に惑わされず、本当にやりたいことが見えてきます。欲に縛られず、楽しいと思える道を選び、共に過ごす仲間を大切にすれば、年齢を重ねても魂が喜ぶ生き方を実現できます。

⑧③ ２つの「頭の良さ」
瞬発力と本質探究力

「頭が良い」とは何を指すのでしょうか。多くの人は、“最適な解を素早く導く力”を思い浮かべますが、実は多様な選択肢を生み出す発想力がより重要かもしれません。そこで着目したいのは、①瞬発的に問題を処理する力と、②本質を見極める“本質探究力”という２種類の頭の良さです。

1．“最適解”に縛られない：多様な解を思いつく発想力

瞬時に最適解を導けることは、一見“頭の良い人”の典型的なイメージです。確かに、受験やクイズのように正解が固定されている世界では、スピーディーに答えを導く能力は大きな武器です。

しかし、現実の課題は必ずしも唯一の正解があるわけではなく、複数の解決策が考えられるケースも多いものであり、そこで重要になるのが、解決策を幅広く思いつく“発想力”です。例えばビジネスの問題でも、既存のやり方に固執するより、「この問題を別の角度で見ればどうなるか」「技術や人材を活用すれば違う手段が生み出せないか」など、様々なアプローチを提案できる人が重宝されます。最適解を出すだけでなく、複数の選択肢を提示して、柔軟に応用や組み合わせを試せる力こそが、真に頭の良い人の特徴です。

2．頭の良さの２軸：瞬発力と本質探究力

頭の良さには大きく２種類あると考えています。１つめは、問題に直面した時に瞬発的に情報を処理し、スムーズに判断できる「回転の速さ」です。これは暗算やパズルなどのスピードが要求される場面で発揮され、「あの人は頭の回転が速い」と評価されます。

もう１つが、**“本質をつかむ本質探究力”**です。例えば複雑な課題に直面した時、背景や構造を深く掘り下げることで、根源的な問題点や要因を明らかにできる力です。短期的には役立たないように見えるかもしれませんが、長期的に見れば、より根本的な解決や新たな発想を導くとても貴重な能力です。

3. 瞬発力を鍛える方法：日常のスピード思考

瞬発力を高めるには、まず日常で脳を“瞬間思考”に慣らす訓練がおすすめです。具体的には、普段の買い物や通勤中のちょっとした場面で、「もっと効率的なルートはないか」「5秒でアイデアをいえるか」など小さなチャレンジを自分に課すのです。

また、情報の要点を素早くまとめる練習も効果的です。プレゼン資料やメールを短時間で読み解き、「一番大事なのは何か」を即座に言語化するトレーニングを習慣化すれば、業務やコミュニケーションで判断スピードが要求される場面でも活かせるはずです。ただし、瞬発力だけに頼っていると、状況によっては考えが浅くなりがちな点には注意が必要です。

4. 本質探究力の鍛え方：継続的な問いと調査

本質探究力を養うには、表面的な情報で満足せず、常に「なぜ？」と問う姿勢を保つことが欠かせません。例えば、ある課題の原因を探る時に、一回の“なぜ？”で終わらず、二度三度と掘り下げていく“Whyの連鎖”を意識してみると、本質が見えやすくなります。

また、興味を持った分野について専門書や論文を読んだり、現場の人に直接話を聞いたりして知識を深めることも重要です。SNSなど簡易的な情報にとどまらず、オリジナルソースにあたる習慣をつけることで、薄い知識に惑わされずに構造を理解できます。本質探求力が身につけば、課題の根幹に迫る提案や、新たなビジネスモデルの発想など、長期的価値を生むアイデアにつながりやすくなります。

まとめ

頭の良さと聞くと“最適解の素早い導出”ばかりを連想しがちですが、実際には選択肢の豊富さや本質を見極める力がより大切です。回転の速さと本質探究力、この2つの軸を意識しながら磨くことで、多角的な問題解決や新たなアイデアを形にしやすくなります。

84「持てる者」の軽視と「持たざる者」の逆転
テクノロジーが生む発展

新しいテクノロジーが現れた時、経済的にも社会的にもすでに恵まれた立場にある人は、それを軽視しがちです。一方、資源や機会が限られた**“持たざる者”**ほど、先進技術を活かして一気に飛躍を遂げる**リープフロッグ（飛び越し発展）**が起こりやすいものです。ここでは、なぜ“持てる者”ほど新技術を軽んじ、“持たざる者”が新技術をバネに跳躍するのか、その背景と理由を考えていきます。

1. “持てる者”が新技術を軽視する心理

ある程度の地位や資金、人脈などを既に持っている人や組織は、新しいテクノロジーに対して慎重になりがちです。なぜなら、現状のシステムやビジネスモデルで利益を得ており、そのままでも十分に機能しているからです。これまでのやり方を変えるリスクやコストが大きく映り、新技術を導入するメリットに対して保守的な判断をしがちになります。

また、自分が属する体制を崩すことで生まれる混乱や競合の台頭を警戒することも、“変革”へ二の足を踏む原因となります。結果として、「そんなもの必要ない」「あっても大した違いはない」といった姿勢を取り、せっかくの新技術を軽視してしまう傾向が見られます。

2. “持たざる者”ほど生まれるリープフロッグ（飛び越し発展）

一方、資源が不足している“持たざる者”は、従来のシステムやインフラにすがらなくてもいい、しがみつくほどの余裕がないため、新しいテクノロジーを迅速かつ大胆に取り入れられる特性があります。

例えば、インターネット環境が不十分な地域でモバイル通信が急激に普及する事例や、銀行口座を持てない人々がデジタル決済サービスを導入して一気に金融環境を整えるケースなど、リープフロッグと呼ばれる“飛び越し発展”がそこには見られます。既存のモデルに依存しないからこそ、新技術を主軸に置いたシステムを一気に整備でき、その結果、先進国を追い越すような進展を見せることも決して珍しくありません。

3. テクノロジー導入の機会を見逃さないために

新技術を軽視する人々の多くは、"現状維持"の安心感から抜け出しにくい面があります。しかし世界を見渡すと、必要に迫られた地域や個人が最新のイノベーションを導入し、驚くべき成果をあげている例が少なくありません。従来の成功モデルが既に確立しているほど、変化を選ぶ決断は難しくなりますが、そのまま停滞すれば新興勢力に一気に追い越されるリスクも高まります。

つまり、テクノロジーの導入時期を逸すると、後から追いつこうとしてもさらに大きなコストがかかる場合があるのです。よって、"持てる者"であっても"持たざる者"の事例や技術のインパクトを積極的に学び、適切なタイミングで変革を起こすことが重要です。

4. 新技術がもたらす未来：誰もが可能性をつかめる時代

テクノロジーの飛躍的進化は、従来のインフラや資本が十分でない地域や個人にも大きなチャンスをもたらします。先進国や大企業が長年にわたって築いてきたシステムをわざわざメンテナンスする必要がなく、いきなり最新のソリューションを導入できるからです。

加えて、IoTやクラウドサービスなど、インターネットを通じた新技術の共有が進む現在では、場所や財力に左右されずに高度な技術にアクセスが可能となりました。そんな環境下で、"持てる者"が変化を恐れて立ち止まっているあいだに、"持たざる者"が新技術を使いこなし、既存のルールを一気に飛び越えていく可能性は大いにあります。

まとめ

すでに多くを持つ人や組織ほど、新技術の導入に消極的で現状維持を選びがちです。しかし、"持たざる者"がリープフロッグを起こす時、最新テクノロジーによって大きな飛躍が生まれます。時代の変化を見逃さず、柔軟に新技術を取り入れる姿勢こそが、これからの競争を勝ち抜く際に大切になっていきます。

85 過去の栄光が妨げる革新
価値観をアップデートせよ

過去に大きな成功を収めた人や組織ほど、当時の栄光から抜け出せない傾向があります。その結果、新たな価値観や時代の変化を受け止められず、気づけば周囲に取り残されがちです。ここでは、**過去の成功体験**がいかに改革を阻むかを分析し、イノベーションを生むための**思考転換**を探ります。

1. 栄光にすがるデメリット

かつての成功にしがみつくと、同じやり方でまたうまくいくと思い込むリスクが高まります。しかし時代のニーズや技術トレンドは常に移り変わり、かつての強みがいまも通用するとは限りません。

それなのに、成功体験が強く刻まれるほど「この路線を維持すれば大丈夫」と過信してしまい、新しい取り組みやアイデアを排除しがちです。結果として、組織や個人は環境変化に適応できず、衰退への道を進む危険性があります。過去を誇りに思うこと自体は悪くありませんが、その栄光に固執しすぎると、改革の芽を自ら摘み取ってしまうのです。

2. 改革を生む新たな価値観

過去の成功を否定する必要はありませんが、それを単なる思い出に留め、いまの環境に合った新しい価値観を取り込む姿勢が不可欠です。時代が進むほど、求められる成果や手段も変化し、昔の成功モデルが現代に当てはまる保証はありません。むしろ、柔軟な試行錯誤を許す組織や個人ほど、イノベーションの種を見つけやすくなります。過去から学んだノウハウを基盤に、現状を客観的に見直し、必要なら大胆な変化を恐れない。こうした価値観のアップデートが、大きな飛躍をもたらすことにつながります。

3. 同質な集まりが生む停滞

同じ時代の成功体験を共有する者ばかりが集まると、ノスタルジーを愛し、“昔は良かった”という空気が支配しがちです。共通の武勇伝を語り合う安心感の一方で、新しい発想や大胆な挑戦は敬遠され、停滞を招きやすいのが現実です。

外部との交流や異なる視点を排除してしまうと、周囲が変化しても自分たちは変わらず、やがて陳腐化してしまいます。本来なら批判や多角的な意見が改革のエンジンとなるのに、それを取り込めない環境こそが組織や個人を行き詰まらせる要因です。

4. 既成勢力が再びトップになる難しさ

一度時代を牽引した勢力が、その後も環境変化に適切に対応し続けない限り、再度トップに返り咲くのは至難の業です。価値観や市場ニーズが変われば、過去の成功要因はむしろ足枷になり、柔軟な動きが取れなくなるからです。新興勢力は最新の手法やテクノロジーを積極的に取り入れ、従来の常識を覆して前進します。

一方、既成勢力は成功当時の枠組みに囚われ、思い切った革新を避けてしまう傾向が強いのです。よほど強い意志で発想を入れ替えない限り、“再びトップ”を狙うのは現実的に難しいといえます。

まとめ

過去の成功体験が強固になるほど、新たな価値観を受け入れにくくなり、改革が停滞してしまいます。時代や市場の変化に合わせて柔軟に思考をアップデートし、同質な集まりだけで固まらない姿勢がイノベーションの鍵です。古い栄光を捨てる覚悟こそ、次の成長をつかむ第一歩といえるでしょう。

86 衝突の原因＝「時間軸」
最初に確認すべき重要ポイント

私たちが物事を考える時、“いつまでに何を成し遂げたいか”という**時間軸**は、チームワークやパートナーシップにとても大事です。短期的な成果を最優先する人と、長期的なビジョンを重視する人とでは、同じゴールを語っていても真に目指す方向性や評価基準が食い違うことが少なくありません。結果として「意見が合わない」「話しても分かり合えない」という衝突の原因になります。一方で、長期視点を共有できる相手となら、一時的なリスクやトラブルが起きても、深い信頼関係を築きやすくなります。

1. 時間軸の食い違いが生む認識のズレ

プロジェクトやビジネスの場で議論が噛み合わない背景には、しばしば“時間軸”の違いがあります。例えば、短期的に収益を上げたいと考える人は、即効性のある手段やコストカットを重視するでしょう。対して、長期的にブランド力や顧客ロイヤルティを育てたいという考えなら、目先の利益よりも信頼関係や基盤づくりを優先する場合が多く、両者のアプローチは大きく異なります。

こうした異なる時間軸を前提にしているのに、それを明示せずに「なぜ分かってくれない？」と話し合うと、相手の意見が的外れに感じられてしまい、価値観の不一致として深刻に受け止めがちです。実際は“どちらが正しいか”ではなく、“どのタイミングまでを成功と捉えるか”の違いであって、そこをすり合わせないまま議論すれば衝突するのは当然といえます。時間軸が異なるだけなのに、あたかも目標や大切にする価値がまるで正反対と錯覚してしまいます。

2. 長期視点がもたらす信頼取引

一方、長期的な視野を共有するパートナーやチームと仕事をすると、目先の問題が発生しても一時的な失敗として処理しやすく、深いレベルの信頼感が得られます。例えば、新サービスを立ち上げても短期では利益が伸びなくても、「今は投資期間」と割り切れれば、多少の赤字や追加コストを許容し、一致団結して乗り越えようという意欲が高まるわけです。

また、長期的な視点があると、「今回の失敗をどう活かすか」「次のフェーズで何を強化するか」という問いが自然に生まれ、短期トラブルを成長の糧に変えやすくなります。逆に、短期成果だけを追求するパートナーが多い場合、少しのトラブルで「見込み違いだった」と契約破棄や資金撤退を選びやすく、関係が脆弱になることも少なくありません。

3. 衝突回避のポイント：時間軸を明確にする

もし議論が食い違っていると感じたら、まずは互いにどのスパンで成功や成果を測ろうとしているかを確認するとよいでしょう。例えば「半年以内に具体的な利益を出したい」人と、「3年後のブランド価値向上が最優先」な人とでは、優先度が全く異なるはずです。

ところが、この時間軸の想定を言葉にしないと、「行動が遅い・保守的だ」「急ぎすぎて無理がある」といったすれ違いが生じがちです。逆に時間軸をすり合わせれば、「短期でこれだけの手応えを確認し、長期でこの目標を目指す」という折衷案やロードマップを設定しやすくなります。

4. 柔軟に時間軸をアップデートする：成功を続ける秘訣

仮にいまの時点で時間軸を合意しても、外部環境は常に変わっています。経済の変動や技術革新、社会情勢の変化などで、当初の計画どおりに進まないことは珍しくありません。そこで大事なのが、柔軟に時間軸を再設定し、コンセンサスを取り直す姿勢です。

例えば、思いのほか早く成果が出た場合は、長期計画を前倒しに修正する。逆に思わぬ障害があれば、短期目標の期限を延ばして対策を練る——といった具合に、お互いの状況を再確認しながら歩幅を合わせます。一度決めたゴールや期限に固執するのではなく、柔軟にアップデートし続けることが、チームやパートナーシップを長期的に成功へ導く秘訣だと考えています。

まとめ

意見の衝突やもめごとの背後には、短期と長期、あるいは半年と数年先といった“時間軸の違い”が潜んでいることが少なくありません。まずは互いの視点を言語化し、短期の目標と長期のビジョンをすり合わせるだけでも、理解が深まりコンセンサスが得やすくなります。さらに外部環境が変われば、柔軟に時間軸をアップデートし合うコミュニケーションを続けることが、長期的な成功と信頼維持の秘訣です。

87 違和感という知恵
本質を見極める”モヤモヤ”の正体

私たちはときどき何かを決める際、“直感”に頼ろうとしますが、それが当たるとは限りません。一方で、言葉にしづらい**“違和感”**は、しばしば本質を見極める重要な手がかりになります。しかし、違和感を持ったまま放置してしまうと、固定観念に押し流されてしまうこともあります。ここでは、“違和感”の正体を掘り起こして言語化し、本質に近づくためのヒントを探っていきます。

1. 直感と違和感の違い：当たりやすさと見落とし

“直感”は瞬時に得られる印象や思いつきであり、成功者が語る“ひらめき”のように見られることも多いです。しかし、直感が当たるのは偶然や運に左右される部分が大きく、間違った方向へ突き進むリスクもあります。

一方、“違和感”は「何かが合わない」という小さな警告のようなもので、明確な根拠は示せなくても、自分の内面で危険信号が灯っている状態です。例えば、プロジェクトの方向性にしっくりこないものを感じたり、新製品のコンセプトにピンとこなかったりする場合、そこには無視できない理由が潜んでいることが少なくありません。直感は外れることもありますが、違和感はほぼ裏切らないとされるのは、この“警告”的な役割が強いからです。

2. 固定観念に押しつぶされる違和感：なぜ見過ごしてしまうのか

違和感を抱いても、多くの場合、それを行動や言葉で表す前に“まあいいか”とやり過ごしてしまいます。そこには「これまでの常識に逆らうのは抵抗がある」「周りから浮いてしまうのでは」という心理が働き、固定観念に負けてしまうのです。職場や社会の中で長く培われてきたルールや慣習は、違和感を指摘するハードルを高くしています。結果として、違和感を抱えながらも“とりあえず従っておく”という無難な選択が増え、潜在的な問題や矛盾は放置されがちになります。しかし、この“常識だから仕方ない”という思考こそが、イノベーションや問題解決のチャンスを逃す一因です。

3. 違和感を言語化する：本質への入口

違和感を本当に活かすには、“何がどう気になるのか”を言語化し、はっきりさせる必要があります。例えば会議でモヤモヤを感じたなら、「何が理由で納得できないのか」「どの箇所に不透明さを感じるのか」を具体的に書き出してみるのがよいです。この過程で、当初は曖昧だった疑問や不足点が浮かび上がり、解決策を探るヒントが見えてきます。

言語化が進めば、自分だけでなく周囲にも違和感の内容を伝えやすくなり、同意や協力を得られる可能性も高まります。要するに、「違和感を言語化する＝自分の中にある問題意識を明確にする」ことであり、それによって今まで曖昧だった本質的課題が姿を現してきます。

4. 違和感を掘り下げてこそ、真の課題へ到達

違和感はしばしば、“小さな不一致”から始まりますが、その背景には根深い課題や新たな価値観が潜んでいることが少なくありません。例えば、新企画を検討している時に、些細な詳細がどうしても腑に落ちないと感じたら、その部分を深く掘り下げると、全体のコンセプトが大きく変わるヒントを発見できることもあります。

こうした作業を面倒がって“スルー”すると、結果的に完成度が低いままプロジェクトを進行してしまい、後で大きな問題として表面化するリスクがあります。むしろ、違和感を見つけた段階でその正体を突き止めようとする姿勢が、“本質をつかむ力”を鍛えることにつながります。

まとめ

直感は外れることがあっても、違和感はめったに裏切らないといわれるのは、そこに本質を見極めるヒントが潜んでいるからです。固定観念に阻まれず、違和感を言語化して掘り下げれば、曖昧だった問題がはっきり浮かび上がり、解決策や新たなアイデアの糸口を得ることができます。

88 波を読む人生戦略
人気が落ちる前に打つ先手の技術

人生やキャリアには波があり、好調な時期がいつまでも続くとは限りません。そこで大切なのは、目先の成功に浸るのではなく、次の“成長カーブ”を意識して行動することです。**プロダクトライフサイクル**になぞらえれば、ヒット商品の売れ行きが落ちる前に新しい企画を仕込むように、自分の人気や注目が下がる前提で準備しておくのが、長く活躍するための秘訣だと考えています。

1. プロダクトライフサイクルに学ぶ：人生にも“波”がある

製品やサービスは必ず“導入期→成長期→成熟期→衰退期”の波をたどるといわれます。人のキャリアにも似たような流れがあって、どんなに絶好調でも、いずれは環境の変化や次世代の台頭によって人気が落ちたり、注目度が下がる時期が訪れます。

ここで大事なのは「いま好調だから大丈夫」と安心しきるのではなく、将来の“衰退期”を見越して手を打つことです。例えば、学会発表や新スキルの取得に積極的になる、異業種の人脈を築いておくなど、次のステップに備えた行動を早めに取るわけです。プロダクトライフサイクルを自分のキャリアに重ねて考えると、好調期こそが“準備の時期”でもあるということが見えてきます。

2. 人気が落ちる前提で動く意味とは

「自分の人気が落ちる前提なんて、悲観的すぎる」と思う人もいるかもしれませんが、実は長期的に生き残る上でとてもポジティブな考え方です。はじめから“ずっと維持できるものではない”と割り切ると、次のチャンスや成長領域を見つける行動が取りやすくなります。

例えば、誰かが自分の専門分野で急成長しはじめたり、学問やテクノロジーのトレンドが変わったりすれば、これまでの実績や知名度もいずれ色あせる可能性があります。だからこそ、早めに新しい学びに投資したり、別の強みを伸ばしたりして次の波を作る準備をするわけです。常に“次の一手”を用意しておくことで、人気が落ちても切り替えて新たな道を開きやすくなります。

3. 具体的な“先手”の打ち方：スキル・人脈・ライフスタイル

先手を打つ具体策として、まず**スキル面**では「自分の専門以外にもう一つ武器を磨く」ことがおすすめです。例えば、外科医がオンライン診療やAI診断の知識を学んでおけば、将来的に新しい働き方をしやすくなるかもしれません。

次に**人脈作り**。好調期には人から注目されやすいので、この時期に異業種の人と知り合う機会を増やすと、人気が落ちたとしても新たな仕事やコラボ企画につながる可能性があります。そして**ライフスタイル**については、収入が高い時にむやみに生活コストを上げず、余裕のあるうちに貯蓄や投資を行ったり、副業の種を蒔いたりしておくのも賢い方法です。自分の波が下がった時に、ほかの支えになるリソースを確保しておくことができます。

4. “第二の成長カーブ”を描く：長く活躍する生き方

好調期が頂点に達すると、普通なら下り坂が待っています。しかし、そこで新たな成長カーブに移行できれば、キャリアは曲線ではなく“連続した上昇”にもなり得ます。例えば、医療の世界で実績を積んだ医師が、ある時、起業や研究転身を思い切って始めた結果、さらに幅広い活躍を見せるケースなどです。

こうした「第二、第三の成長カーブ」を描くには、前述のように好調な時にこそ先手を打ち、学びと準備を重ねておく姿勢が不可欠です。自分の成功を自慢して終わるのではなく、「この波がもし下がってきたら、次にどんな波を作りたいだろう？」と考える。そこから、思わぬ大きなチャンスが生まれるかもしれません。

まとめ

人のキャリアや人気は必ず“波”を経験し、ずっとピーク状態でいるのは難しいものです。だからこそ、好調な時期にこそ次の手を打つのが、長く活躍し続ける秘訣です。プロダクトライフサイクルの衰退を見越して新商品を開発する企業のように、自己投資や新たな人脈づくりを意識的に進めれば、波が下がっても新しい成長カーブを描くことができます。自分の将来に常に“先手”を打つ姿勢が大切です。

89 1日1000分の使い方
時間を数値化して見えてくる本当の価値

時間は誰にも平等に与えられる資源ですが、1日24時間という抽象的な数字だと、その貴重さを実感しづらいかもしれません。そこで「1日を約1000分」「1日のアクティブ時間を1000円」として捉えてみると、行動や予定の優先度をはっきり見極められます。ここでは、具体的な数値化を通じて時間を“見える化”し、より有意義に過ごす方法を考えていきます。

1. アクティブ時間を“1000分”で管理：貴重さの再確認

1日は24時間あるとはいえ、睡眠の時間を約8時間として差し引くと、実際に行動できるのは約16時間。分にすると960分ですが、計算を分かりやすくするために「およそ1000分」として考えるのはどうでしょうか。すると、例えば2時間（120分）の会議は、1000分の12%を占めている計算になるわけです。“なんとなく2時間の会議”ではなく、「1日の貴重な労働時間の10%以上（12%）」だと意識すれば、その時間の本当の価値や必要性を考え直すきっかけになります。まずは自分の1日を1000分として、何にどれくらい割いているかを洗い出してみると、意外な発見があるかもしれません。

2. “1日1000円”で考える：時間をお金のように扱う

単純に「1日を1000分」としても、その重みがピンとこない場合があります。そこで有効なのが、「1000分を1000円」と見立てる方法です。朝起きたら財布の中に1000円が入っているとして、例えば90分をだらだらネットサーフィンに費やしたら1000円のうち90円を使ったことに等しいと考えてみるのです。

お金は貴重だから無駄遣いを控えようとするように、時間もお金に置き換えて捉えてみると、その使い方に対する意識が自然と高まります。ネット閲覧や動画視聴に夢中になると一気に数百円を使ってしまう感覚が芽生えれば、不要なタスクを削るきっかけにもなり得ます。このように“お金”に置き換えると、改めて時間が有限の資源だと実感しやすくなるかもしれません。

3. 見える化がもたらすメリハリ：会議や作業の再設定

時間を可視化すると、漫然と続けていた会議や作業の無駄を削りやすくなります。例えば、2時間のオンライン会議が“1日の12%”に相当するのだと分かれば、本当にその長さが必要か疑問を持てます。場合によっては1時間以内、あるいは50分程度で目的を達成できるかもしれません。見直しの結果、内容が厳選されることで集中度が増し、時間と成果のバランスが向上します。

また、見える化によって空いた時間は、新たな学習や副業、リフレッシュなどに振り向けることも可能です。時間を余分に抱え込んでいるようで実は限られているからこそ、メリハリをつけることが大切です。

4. 日々の行動を改善するコツ：柔軟な発想と習慣づくり

時間の使い方を“1日1000分”や“1000円”に置き換えるだけでは、最初は理想通りにいかないかもしれません。ただ大切なのは、日々の行動を少しずつ改善し続けるコツを身につけることです。

例えば、明日は「会議を30分短縮する」、あるいは「SNSを10分減らして資料作成に充てる」など小さな目標を設定するのも効果的です。自分の行動を振り返り、どこに時間を費やしたかを振り返る習慣をつくれば、時間の使い方をより客観的に見直すチャンスが増えます。柔軟に修正を重ねるうちに、一日の充実度は自然と高まり、結果的に新しい挑戦や余暇に振り分けられる時間も増えるはずです。

まとめ

時間は誰にとっても平等な資源ですが、その使い方は人それぞれ。睡眠を除いた“1日1000分”と意識することで、その会議や作業の1日の割合がとらえやすくなり必要性を再考することができます。分かりやすく数値化することで、時間の本当の価値が見えてきます。

90 自分の殻は他人に破ってもらう
“引き上げられる”勇気が可能性を広げる

私たちは“自分の道は自力で切り開くもの”と考えがちですが、現代の複雑化した環境では、一人の力に限界があります。むしろ、他人にサポートや客観的な評価を受けることで、自分では気づけなかった強みを引き出してもらえるケースが少なくありません。ここでは、「自分の殻は他人が破ってくれる」という発想をもとに、**周囲をうまく巻き込みながらキャリアや可能性を広げる**ポイントを考えてみます。

1. 一人の力に限界がある時代：専門性の細分化と補完

技術や情報が膨大になり、専門性が一層細分化している今の社会では、どんなに優秀な人でもすべてを単独でカバーするのは難しいといえます。例えば、医療の世界では、医師だけでなく看護師や薬剤師、理学療法士、IT エンジニアなど多彩な職種が連携しなければ、患者への質の高いケアが成り立たないのは周知の事実です。

こうした状況はビジネスでも同様で、マーケティングからシステム開発まで多岐にわたるスキルが必要であり、一人の完璧主義では競争力を維持できない事例が増えています。結果的に“自分一人で全部やりきる”という働き方から、“周囲を巻き込み、互いの強みを補完し合う”協力型の働き方が求められているのです。決して弱さの表れではなく、**“専門家をたよる”**ことが成果を生む新たな常識です。

2. 他人が見抜く強み：主観的限界を超える視点

自分の強みや可能性は意外と自分自身では気づきにくいものです。例えば、当人にとっては当たり前にできる作業やスキルが、他人から見れば「信じられないほどの特技」になっているケースは珍しくありません。ここで活きてくるのが、周囲の客観的な目や評価です。

仲間や上司、あるいはまったく異分野の知人がフィードバックしてくれることで、自分が見落としていた価値や才能を再発見できるかもしれません。それをきっかけに新しい役割やプロジェクトを引き受ければ、自分のキャパシティが一気に広がります。要するに“他人に引き上げられる”ことを受け入れる姿勢が、思わぬ成長チャンスをもたらしてくれるわけです。

3. タイトルやテーマを相手に委ねる：期待をヒントにする

他人に引き上げてもらう上で有効なのが、私がやっている方法なのですが、あえて相手に講演などのタイトルやテーマを決めてもらう方法です。例えばセミナーで話す内容やワークショップの題材を自分で決めず、主催者や参加者から“これを話してほしい”と希望をもらうのです。すると、“相手が自分に期待しているもの”が明確になり、そこから自分の価値や専門性を再定義できる場合があります。

こうした方法は、いわば“相手の目から見た自分像”を知るきっかけにもなるため、実際のニーズに沿った情報発信や仕事が可能となります。また、自分のやりやすい範囲だけで考えていたことを超える可能性も高く、新しい挑戦やスキルアップに直結することが多いです。結果として、相手の期待が自分の強みを引き上げ、殻を破る手助けとなります。

4. 周囲を巻き込む勇気：ネットワークで成長を加速

他人の力を引き出すには、まずこちらから「助けてほしい」「アドバイスがほしい」とオープンに依頼する姿勢が大切です。周囲を巻き込む人は、一人だけで頑張ろうとしない代わりに、自分の情報や状況を積極的に開示し、支援を求めるアプローチをとります。SNSで募集をかけたり、勉強会で“こんなプロジェクトを企画している”と話したりするだけでも、意外な賛同者が集まる可能性があります。

周りを頼ることは甘えではなく、専門性が細分化された今の時代、合理的な選択ともいえます。自分が負担を減らすことはもちろん、他人も自分の得意分野で力を発揮できるため、協力にメリットを感じやすいのです。そこで得た新しいつながりやノウハウこそが、さらに別のプロジェクトやキャリアアップに結びつくチャンスをもたらします。

まとめ

“自分の殻は他人が破ってくれる”という考え方は、競争激化と専門性の細分化が進む社会で特に有効です。自分の強みを客観的に見抜いてもらい、他人の期待をヒントに新たな役割を開拓すれば、自分では想像もしていなかった成長につながります。遠慮なく周囲を頼る姿勢が、結果的に自分だけの得意分野をより深く磨き、より大きな成果や豊かなキャリアを築いていくことにつながります。

91 YouTubeがメディアの中心となる時代
“新しいテレビ”の活用

動画コンテンツが普及する中、SNSにはさまざまな種類がありますが、その中でも**YouTube**だけは“テレビ”に近い巨大な影響力を持ち始めています。個人や企業が独自のチャンネルを運営し、多様な情報発信とコミュニティ形成を同時に行える環境は、もはやメディアの中心と呼ぶにふさわしい姿へと進化しました。いわば**テレビとSNSを融合させた新たなプラットフォーム**として、今後も発展していくと考えています。

1. YouTubeがもたらす“テレビ化”現象

YouTubeは当初、個人が気軽に動画を投稿できる場として注目されましたが、現在ではまるでテレビのようなマスメディア的役割を果たしています。人気のチャンネルはテレビ番組に負けない視聴者数や広告収益を誇り、有名クリエイターの投稿はニュースにも取り上げられるほどの影響力を持ちます。さらにライブ配信機能などを活用すれば、テレビでは難しいリアルタイムでの双方向コミュニケーションが可能です。

こうした状況は、既存のテレビ局や制作会社にとっても無視できない脅威であり、逆にいえば個人や中小企業が放送局のような存在になり得るチャンスが広がっていることを意味します。YouTubeが“新しいテレビ”と呼ばれる理由は、この圧倒的な視聴者数と多様なコンテンツ力にあります。

2. SNSと異なる強み：映像の没入感とチャンネル文化

YouTubeはSNSの一種と捉えられることが多いですが、X（旧Twitter）やInstagramといった文字・画像メインのプラットフォームとは大きく異なります。動画は視覚と聴覚を同時に刺激し、情報量と没入感が圧倒的に高いのが特徴です。

さらにYouTubeには“チャンネル”という概念が存在し、クリエイターや企業が独自のブランドや世界観を築きやすい仕組みが整っています。視聴者はそのチャンネルを定期的に訪れ、新着動画にコメントを残したり、ライブ配信に参加したりすることでコミュニティの一員としての帰属意識を得やすくなります。SNS的な要素を備えつつも、テレビ的な番組構成を個人で作れるのが、YouTubeの強みです。

3. 誰もが発信者になれる可能性：個人放送局時代

YouTubeが真に“メディアの中心”となる理由の一つは、配信者の裾野が圧倒的に広い点です。特別な技術や大がかりな機材を用意しなくても、スマホ一つで動画を撮影・編集し、自分だけのチャンネルを開設できます。これにより、従来のテレビ番組制作では考えられないほど多様なジャンルやテーマのコンテンツが誕生し、ニッチな分野でも熱狂的なファンを獲得しやすい環境が生まれています。

さらに、視聴者とのやり取りを通して改善を重ねれば、個人レベルでも大きな成功を手にできるチャンスが存在します。つまり、誰もが小さな番組プロデューサーになれるプラットフォームがYouTubeであり、これがメディア全体の勢力図を変える大きな要因になっています。

4. 未来の展望：YouTubeがもたらす新たなエコシステム

今後、通信インフラがさらに充実し、動画視聴のハードルがますます下がれば、YouTubeの影響力は一段と大きくなります。個人・企業が同じ舞台で視聴者を獲得する構図が強まり、既存の放送局を巻き込んだコラボレーションも増えるかもしれません。

すでにスポーツや音楽フェスなどのライブ中継、教育プログラムの配信、ECとの連携による商品販売など、多岐にわたるサービスが展開されています。まさに独自のエコシステムを形成し、YouTubeを軸とした新たな経済圏が拡大する可能性を秘めています。テレビや他のSNSをも巻き込みながら、YouTubeがメディアの中心としてさらなる進化を遂げるシナリオは、今後ますます進んでいくと考えています。

まとめ

映像の没入感とSNS的な双方向性を兼ね備えたYouTubeは、もはや“新しいテレビ”と呼べる存在へ成長しています。筆者も「医療ビジネスチャンネル」というYouTubeチャンネルを始めて、医療×ビジネスの取り組みについて発信しています。ぜひチャンネル登録をお願いします！

㊽ AIと人類の未来
進化する知能と社会への影響

AIは今や私たちの暮らしに不可欠な存在へと加速度的に進化しています。AGIが視野に入る未来では、科学や社会、経済のほとんどすべての分野が大きな変貌を遂げます。ここでは、AIモデルの急速な発展とそれがもたらす経済性、および私たちがどう対峙すべきかについて考えていきます。

1. AGIとは何か：曖昧な定義と人類の新しい道具

AGI（Artificial General Intelligence、**汎用人工知能**）は、人間レベルの知能を幅広いタスクで発揮し、複雑な問題にも柔軟に対応できるシステムを指す曖昧な言葉ですが、技術の進歩に伴って現実味を帯びつつあります。人類が道具を作り続ける衝動を持つ生き物である以上、電気やコンピューター、インターネットに続く次のステップとしてAGIが位置づけられています。

ただ、AGIは単なる“道具”ではありません。高度な知能を持つがゆえに社会や経済に深い影響を及ぼし、医療・教育・研究など、想像を超える場面で人間をサポートする可能性を秘めています。一方で、従来の技術革新とは比較にならない速度と規模で生活を変え、倫理や安全性の問題も提起します。いま私たちは、歴史上例のない大きな転換点にいます。

2. AI経済の3つの観測：資源、コスト、社会的価値

AIの開発が急速に進む背景には3つの観測があります。

1つ目は、モデルの知能は主に「計算機リソース、データ、推論用計算機」というリソースの対数に比例する点です。リソースを増やせば予測可能な効果が得られる“スケーリング法則”が実験的に確かめられています。

2つ目は、同じレベルのAIを使うためのコストが、約1年で桁違いに下がっていることです。GPT-4などの例を見ても、わずか数カ月で推論コストが急落し、AIの導入がさらに広がる速度を加速させています。ムーアの法則が18カ月で2倍だったところを、AIは12カ月で10倍以上のコスト低減を実現するペースというのは非常に強力です。

3つ目は、徐々に増していく知能の経済価値が超指数関数的に大きくなるという点です。つまり、投資と成果の関係は継続的に伸び続け、社会経済のあらゆる場面が変わる可能性を秘めています。

3. AIがもたらす変化：バーチャル同僚と知識労働の再定義

AIエージェントが今後さらに進化すると、多くの知識労働は仮想的な“同僚”に任せられるようになるかもしれません。最初は少し拙くとも、指示や監督を受けながら作業をこなし、数日間である程度の成果を出せるレベルに達すると想定されます。そこに1,000人、あるいは100万人単位のAIエージェントが稼働すれば、科学や産業界の生産性を大きく変革していきます。

こうしたエージェントは“無限の天才”ではなく、適切な管理や人間の判断を要しますが、そのスケールメリットは計り知れません。ある分野の専門家が少なかった地域や産業も、大量のAIエージェントを活用することで、格差を埋める可能性があります。知識労働のあり方が根底から再定義される中で、人間の意志決定や独創性がますます重要となり、“何を成し遂げるべきか”を考える意志の強さや主体性が大きな価値を持つ時代が到来していきます。

4. 社会への浸透と今後の方向：安全と自由の狭間で

AGIや高度なAIは、世界中の産業と日常生活に急速に浸透していくと考えられます。一方で、ネットワークを使ったデータ管理や制御のリスク、セキュリティ確保への懸念など、公共政策として慎重な議論が必要な課題も数多く浮上します。

社会全体が、この新しい知能とどう共存していくか。情報をオープンにすれば多くの人が恩恵を受ける一方、安全性やプライバシーをどう守るかというトレードオフを国際的に調整しなくてはなりません。特に、資本と労働のバランスを壊さないための早期介入や、個々人がAIの恩恵を公平に受ける仕組みとして、計算リソースの平等な配分といったアイデアも検討すべきだと指摘されています。いずれにせよ、この技術の潜在力を最大限に活かすには、“個人の意志決定力”と“社会的ルールづくり”の両立が欠かせません。

まとめ

AGIの到来は、私たちが考える以上に社会・経済・文化のあらゆる領域に影響を及ぼします。AIモデルのスケーリング法則による加速や、導入コストの劇的な低下は、知識労働の在り方を根底から書き換え、人々は以前よりもはるかに大きな可能性を手にするかもしれません。反面、資本と労働の格差や安全・倫理への不安も無視できず、早期かつ柔軟な公共政策やガバナンスが必須となります。

93 否定の気持ちは革新のチャンス
“分からない”を拒まず新しい可能性へ

人はしばしば、自分が理解できないものや慣れ親しんだ常識と違うものを“悪い”と決めつけがちです。しかし、実は「分からない」という状態には、新しいアイデアや可能性が眠っているかもしれません。ここでは、“未知”をネガティブに捉えず、**“未知だからこそ生まれる発見や革新”**に目を向ける姿勢の大切さを考えてみたいと思います。

1.「分からない＝悪」と思い込むメカニズム

人が“自分の理解の範囲外”を否定的にとらえるのは、ある意味で自然な防衛反応です。慣れ親しんだルールや常識が崩れると、不安や恐怖を覚えやすいからです。例えば、新たな治療方法が発表された時、「従来の方法と違うから危険では？」と感じるのは自然な反応です。

しかし、この“分からない＝悪”という短絡的な図式に固執すると、未来の大きなチャンスを逃すことにもなります。未知や違和感を感じるものは、実は新しい価値を生むきっかけかもしれません。“異端”や“常識外れ”と呼ばれる発想が、のちに当たり前として受け入れられる例は歴史上でもたくさんあります。だからこそ、「分からない」と感じた時にすぐ否定するのではなく、その背景や可能性に目を向ける姿勢が求められます。

2.“分からない”を認めることが創造性を高める

クリエイティブなアイデアやイノベーションは、“今までにない”視点から生まれることがほとんどです。いまの常識からすれば「なぜそんなことを？」と思うようなことが、あとになって画期的な発明につながるケースも珍しくありません。例えば、インターネットが普及し始めた当初も、「そんなもの使い道があるのか？」という意見は多かったものです。

そういう意味で、“分からない”対象を否定せず、「そこには自分には見えない価値があるかもしれない」と思えるだけでも視野は大きく広がります。逆に、“分からない”を排除していると、革新的なアイデアの芽を自ら摘み取ってしまうリスクがあります。自分の理解を超えるものが存在するのは当たり前だと認識し、未知と出会った時に好奇心をもって調べてみる——この姿勢がイノベーションや独自のキャリアを切り拓くことにつながります。

3. 未知を否定しない社会が育む多様性

“分からないもの”を受け入れ、考え合う社会は、多様な個性や才能を活かしやすくなります。例えば、職場やコミュニティで、通常の考え方から外れた意見を言う人がいた時に、まずは「へえ、そういう見方があるんだ」と興味を示せる文化があると、新しいコラボやプロジェクトが生まれやすいです。

一方、“違う意見や発想を黙らせる”風土があると、チャレンジ精神が失われて、組織全体が保守的になりがちです。多様性の時代といわれるいま、あえて周囲と違う価値観やライフスタイルを持つ人を否定せず、むしろ敬意を払うことこそ、組織と社会の柔軟性と成長を支えます。

4. 実践：違和感や未知との向き合い方

いざ“分からない”ものに出会った時は、以下のステップを試してみるといいです。まず、“なぜ分からないと感じるか”を考え、自分の固定観念や常識をあぶり出します。次に、その相手や技術、考え方の背景を少しリサーチしてみます。すると、自分が持っていなかった情報や理屈が見えてきて、「なんだ、そういうことだったのか」と理解に至るかもしれません。

それでもなお理解が及ばない場合は、とりあえず「完全に悪いもの」と決めつけず、「何か意味があるのかも」と保留しておく選択肢もあります。時間がたったあとで、意外な場面でつながりが見えてくることがあります。“分からない”との付き合い方を工夫すると、自分自身の人間関係や仕事、学びが一段と広がります。

まとめ

分からないものに直面した時、人はつい“悪”や“危険”と見なしがちです。しかし、そこには未知の可能性が隠れているかもしれません。「保留」を積極的に行うのもポイントかもしれません。分からないものをすぐ否定せず、好奇心や学ぶ姿勢を大切にすれば、自分の視野が広がり、組織や社会にも多様なアイデアがもたらされます。

94 自分の価値観を超えろ
ダグラス・アダムスの法則が示す流行と若者の意味

ダグラス・アダムスの法則によれば、人は35歳を超える頃から、新技術や流行を「分からない」「必要ない」と拒む傾向が強まるといわれます。しかし、若者のトレンドや新しいサービスの背後には、必ず社会的背景や新たな価値が存在します。ここでは、固定化した自分の価値観やルールを超え、**若い世代や流行から学ぶ視点**を身につける重要性を探ります。

1. ダグラス・アダムスの法則：年齢が生む価値観の壁

作家ダグラス・アダムスは、人が生まれた時に存在するものは“当たり前”、15歳から35歳の間に発明されたものは“革新的”とみなし、35歳以降に生まれる技術は“違和感”や“不要”と感じやすいと指摘しました。これは多くの人が陥る心理的傾向で、新しいものに対する抵抗が年齢とともに増すことを示しているといえます。

例えば、SNSや動画アプリなど若者に人気のツールを、「そんなの意味ない」と決めつける大人は珍しくありません。自分の世代で使っていなかったものを“よく分からない”と片づけてしまうわけです。しかし、そこには新たなコミュニケーション形態やビジネスチャンスが埋まっているかもしれません。“年齢が生む価値観の壁”を意識しておくだけでも、新しいサービスやトレンドを柔軟に取り入れる上で大切な一歩となります。

2. 若者の流行やテクノロジー：必ず意味が隠れている

若い世代が好んで使うアプリや文化には、表面的には“軽薄”に見えるものがあっても、実際には社会的ニーズや便利さをうまく捉えたアイデアが詰まっているケースが多々あります。例えば、短い動画やストーリー投稿の文化は、従来の長文コミュニケーションとは異なるメリットがあり、それが爆発的普及の理由です。

こうしたトレンドを理解せずに「自分の知っている方法が正しい」「昔のやり方で十分」と拒絶してしまえば、将来の大きな変化に取り残されるリスクがあります。むしろ「なぜ流行っているのか」「何が便利だと感じられているのか」を学んでみると、自分の仕事や人生にも新しい発想を取り込むヒントが得られます。

3. 自分の価値観やルールを超える：固定化をゆるめるコツ

自分が長年信じてきた価値観や基準は、大きな安心感と拠り所を与えてくれますが、一度それに固執しすぎると、新しいものを素直に受け取れなくなる恐れがあります。そこで大切なのは「自分の価値観が絶対ではない」とあえて認める姿勢です。

例えば、若者の行動や流行を観察する時に、「おもしろい部分がきっとあるはず」と前向きに捉えるだけで、心の抵抗が薄れ、理解が進みやすくなります。SNSの新機能や新しい働き方なども、否定する前に「何が便利か？」「どんな層が使いやすいか？」を探ってみるわけです。結果として、自分の“ルール”にない視点が加わり、柔軟な対応力が身につくはずです。

4. 年齢に関係なく“学ぶ姿勢”をキープする意義

たとえ35歳を過ぎても、新技術や若い世代のトレンドを理解しようとする“学ぶ姿勢”をキープできれば、ダグラス・アダムスの法則が示す“固定化”を打破することは十分可能です。重要なのは、変化を素直に見て、「自分も取り入れてみよう」「良い部分と自分の強みを組み合わせよう」と考える柔軟性です。

さらに、若い世代との情報交換を積極的に行うと、新たなビジネスアイデアや生き方のヒントを得やすくなります。自分より若い人だけでなく、自分より年上の方からも刺激を受けることがあるかもしれません。結局、年齢は単なる数字であり、学び続ける人ほど、新時代の波に乗って成長し続けられるわけです。

まとめ

年齢を重ねると「新しい流行やテクノロジーなんて必要ない」と思いがちですが、ダグラス・アダムスの法則を意識すれば、むしろ積極的に若い世代や新しい流行を取り込む姿勢が大切だと分かります。自分の価値観ルールを絶対視せず、「なぜ人気があるのか？」を探ることで、自らの仕事や生活にも新たなアイデアを取り入れられます。学び続け、柔軟に変化に対応することが、真の意味で“新時代の視点”を手に入れる秘訣です。

㊺ なぜ行政は医療を変えられないのか
所管と民業圧迫の壁

医療を良くしたい、社会を健康に導きたい――そんな思いから行政に大きな期待を寄せる声は多くあります。しかし、実際の行政内部には「所管」や「民業圧迫」などの壁が存在し、大胆な政策を実行するのは困難が伴います。ここでは、筆者が厚生労働省に出向した経験をもとに、“変革の際に行政主導ではいけない”と感じるに至った背景と理由を探ります。

1．厚生労働省出向を経て感じた行政の限界

医師として臨床の現場を経て、大学院在学中に厚生労働省へ出向した時に、当初「行政から医療を大きく変えられるかもしれない」という期待がありました。しかし、実際の業務では臨床研究中核病院の整備や医療ベンチャー政策、臨床研究法の立案などに没頭し、試行錯誤するなかで、行政が複雑な構造の上に成り立っていることを痛感しました。政策立案時には担当の所管、つまりどの部署でどこまで扱えるかといった制限があり、部署をまたいだダイナミックな施策は簡単に動かせないのです。

さらに一日中膨大な会議や調整に追われ、結局「大上段から一気に医療を変える」のは現場の想像よりずっと難しいことを思い知らされました。

2．“所管”の壁：“ぶっ飛んだ政策”はほぼ立案不可能

省内では政策ごとに所管が明確に分かれており、例えば子ども関連の施策を進めたい場合は「子ども家庭局」、医療政策に関する内容は「医政局」など、部署をまたいで政策を大きく動かすには綿密な調整が求められます。私が大学発ベンチャー支援の大きな構想を提案した時も、「大学」は文部科学省の管轄であり、厚生労働省だけでは実行できないと瞬時に却下されました。

さらに、医療機関が新しい収益源としてベンチャーを内製化する案も“ぶっ飛びすぎ”と判断され却下されました。結果的に落としどころは“臨床研究中核病院にベンチャー支援窓口を設ける”という形式になり、予算は確保できたものの、本来の壮大なプランとはほど遠い内容になりました。

3. “民業圧迫”というもう一つの大きなハードル

行政が新しい政策に手を出す場合、民間との競合による「民業圧迫」のリスクが大きくのしかかります。例えば、厚生労働省がオンライン診療システムを独自開発し全国に普及させたとしたら、すでに市場にある民間システムを圧倒してしまうかもしれません。こうした事態は公正な競争環境を崩し、結果的に民間企業の参入意欲を削いでしまいます。

他にも、国が積極的に医師の人材紹介を行うような政策も民業圧迫の可能性があり得ます。医療・ヘルスケアに関する新たな取り組みほど規制やステークホルダーが多く、行政が大胆に舵を切るのは難しい現実があります。

4. 改めて実感する“変革の際に行政主導ではいけない”理由

厚生労働省での実務を通じて、行政には専門人材や予算などの強みがある一方、多岐にわたる調整や所管の縦割り、民業圧迫の制限などがあり、革新的な政策はなかなか生まれにくいと痛感しました。そもそも行政は公正な立場で現状維持を守りながら少しずつ前進させる役割が大きく、“抜本的改革”を求めるには向いていない仕組みが根づいているともいえます。

だからこそ、医療現場の課題を“すぐに”解決したいなら、ビジネスや民間主導の取り組みにこそ期待がかかります。行政が全て悪いわけではありませんが、過度な期待を寄せるよりも、「行政以外で実現するにはどうすればいいか」を考えるほうが早道だと実感しました。医療の変革は行政ではなく、民間である私たちが主導しなくてはなりません。

まとめ

行政が医療を一気に変えてくれる――その期待は理解できますが、現実には「所管」や「民業圧迫」などの壁が高く、大胆な政策は実現しにくいのが実状です。だからこそ、「行政に任せきらずにどう動くか」を考え、ビジネスや民間の力で医療・ヘルスケア領域を進化させる手段を模索することが、より良い日本の医療の実現への近道になると考えています。

96 医師不足でなく「患者不足」？
医療機関の集約化のジレンマ

医師数ばかりが注目され、しばしば“医師余り”と語られる現状。しかし、病院や診療所の集約化を進めたとしても、遠方になった医療機関に患者が通わなければ十分な受診が得られず、“患者不足”が起こると考えています。集約化の効率化と患者の利便性をどう両立させるか――ここに医師需給より深刻な医療の課題が隠れているのではないでしょうか。

1．“医師余り”ではなく“患者不足”という視点

医学部定員の増加や女性医師の参入で、“医師余り”になりつつあるともいわれます。しかし実際には、大病院や先端医療センターなどに医師を集約しても、患者が来院しなければ“医師不足”ならぬ“患者不足”で経営が苦しくなる可能性があります。とりわけ地方や郊外では、高齢化が進むほど移動が困難になり、時間をかけて受診するのを諦める人が増えているのが現状です。

集約化すれば専門性や医療設備が充実すると期待される一方、患者が遠くまで足を運ばないなら、実際の受診数は伸びず、医師の数ばかりが揃っても収益は安定しないというジレンマが起こります。こうした“患者不足”の構造こそが、医療現場を支えるはずの集約化の足を引っ張り、医師の働き方や病院経営に大きな影響を与えていると考えています。

2．集約化の進む医療機関：受診までの負担増

経営効率や専門医配置の観点から、医療機関の集約化・統合が各地で検討されています。大規模病院に医師や設備を集めれば、質の高い医療が行いやすいというメリットは確かにありますが、患者が受診するまでの物理的ハードルが上がる点は見過ごせません。特に、高齢者や交通手段の限られた地域では、1時間以上の移動は大きな負担となります。

それまでは近所の診療所で済んでいた慢性疾患のフォローが、集約先の大病院へ行くとなると、「そこまで無理して通院しなくてもいいや」と受診を控える人も出るかもしれません。結果として患者数が思うように増えず、在籍している医師とのバランスが崩れ、“患者不足”が深刻化する可能性が高まるわけです。集約化だけでは解決できない“通院負担の軽減”をどう図るかが大事です。

3. “患者不足”がもたらす経営上のジレンマ

医療機関にとって患者数は収益の源泉であり、スタッフ人件費や医療機器の維持コストを賄うためにも、一定数の患者が来てくれなければ経営が成り立ちません。いくら専門医や設備を充実させても、集約化によって病院が遠くなれば患者が通わなくなり、“患者不足”による収益ダウンに陥るリスクが上昇します。

さらに、患者が集まらない病院では医師の負担軽減にはなるかもしれませんが、医師にとっても診療経験が積みにくかったり、施設維持が難しくなるなどの弊害が出ます。つまり医師数の偏在を解消しようと集約化を進めても、実際には十分な患者がいなければ病院の経営が赤字になり、結果的に医師の雇用や診療の継続が揺らぐという構造的矛盾が生じます。

4. 混合診療や遠隔ケア：通院負担を減らす仕組み

こうした“患者不足”問題に対応するには、単に医師を集めるだけでなく、患者が遠距離でも受診しやすい仕組みを整える必要があります。一案として混合診療が解禁されれば、保険診療に加えて一部先進技術を自費で提供するメニューが増え、患者がわざわざ遠方へ通うだけの価値を感じやすくなるかもしれません。加えて在宅医療やオンライン診療の活用を進めれば、通院そのものの負担を軽減できます。

例えば初診や定期フォローはオンラインで行い、必要な場合のみ集約先の病院へ実地診察に行く形を確立すれば、患者が長距離を移動する頻度が減ります。そもそも、病気の患者がいなくなったら医療機関が困るという構造が間違っているのです。いまの状態は単純化すると「医療機関としては社会が健康でないほうがよい」ということになります。医療機関も患者・生活者もともに「健康」であるほうがよいという状態のためにも、医療の考え方は変えていく必要があります。

まとめ

医師を集めても患者が遠方から通わないなら“患者不足”となり、経営と医療の質は両立しにくい現実が考えられます。混合診療や予防診療などをはじめ、医療を新しく構想していくタイミングがきています。

97 21世紀の人生戦略①
AI時代のクリエイターはDJや編集者になる

AIが文章や画像、音楽などを大量かつ高速に生み出す時代、人間の役割はどう変わるのでしょうか。これまで"一から作る"ことが求められたクリエイティブも、膨大な素材をAIが供給してくれるようになれば、私たちは"DJ"や"編集者"のように選び、組み合わせ、意味を付与する役割へとシフトしていきます。本項では、そんな**新時代の創作スタイル**を探ります。

1. AIが生む"無数の素材"：人間がどう選ぶか

AIは今や、文章や画像、メロディなど、多様なコンテンツを瞬時に大量生成できるようになりました。一見すると作品が完成しているようでも、本当に必要なのは、"どれを選び、どう組み合わせるか"という視点です。膨大すぎる情報量の中から良質なアイデアを見つけ出さないと、せっかくのコンテンツも埋もれてしまいます。

例えば、大量の画像をAIが生成しても、その中で何が魅力的かを判断するのはやはり人間のセンスや目的次第です。DJが曲を選び、並び方を工夫してライブを盛り上げるように、人間もAIが生み出す素材に"どう意図を加えるか"で作品の価値が決まります。AIが作り出す"量"を活かすために、**人間ならではの目利き力**がより重要になります。

2. 人間×機械の協調：自動生成＋選択のスタイル

AIによる"自動生成"と、人間の"選択・編集"という流れは、今後のクリエイションにおける主流になりそうです。例えば、AIが大量のバリエーションを出して、その中から人間が「これだ」と思うものを選んで修正する、といったプロセスが増えています。

プログラミングでも、AIがコードの初稿を提案し、人間が安全性や読みやすさを確認しながら完成させる例が増えてきました。機械が超高速でアウトプットを作り、人間が見落としや新しい発想を盛り込む——この協力関係によって、時間を節約しつつクオリティも向上できるのです。AIの得意分野を活かしながら、人間の視点で"よりオリジナル"に仕上げるという形こそ、新時代の創作プロセスといえます。

3. “DJ”としての人間：文脈と感性が活きる場

DJが膨大な曲の中から選曲し、順番を工夫してパーティーの空気を盛り上げるように、人間はAIが作った素材を“どう並べるか”や“どんな物語を作り出すか”で差別化できます。ただただランダムに素材を置くだけでは統一感がなく、魅力も半減してしまいます。

逆に、人間が世界観や感性を活かし、受け手（観客やユーザー）の気持ちを想像しながら素材を組み合わせれば、単体の素材以上の大きな価値が生まれます。AIは大量のデータを処理する能力に優れていますが、文脈を読んでつなぎ合わせるのはまだまだ人間の得意分野です。そうした“編み上げる”力こそが、AI時代に人間が果たすべき大切な役割です。

4. 機械が量を、人間が意味を与える：新しい創作の姿

AIの発展で、クリエイティブ作業は大きく変わりつつあります。従来は、人間が一つひとつのアイデアを練り上げて創作していましたが、これからはAIが大量にアイデアやデザイン、コードを提示し、人間が「どれを選んでどう使うか」を考える“編集者的存在”になります。

この変化は、作り手の負担を軽くするだけでなく、人間が“より深い洞察”に集中できるメリットもあります。AIの大量アウトプットから本当に使えるものを発掘し、独自のストーリーや価値を付け加える過程で、人間の感性と知性がさらに輝くのです。機械が“量”を支え、人間が“意味”を結びつける協調関係こそが、これからの創作活動のポイントになります。

まとめ

AIが膨大な作品やアイデアを生み出す時代、人間の仕事は“作品を一から作る”というより“AIが生み出した素材を選び、編む”方向へと移行しています。まるでDJのように、膨大な曲（AIのアウトプット）を選んで流れを作ることが、人間にしかできない新たな価値の創造につながるのです。機械に“量”を任せ、人間が“意味”を見出す――その視点が21世紀の人生戦略ともいえます。

⑨⑧ 21 世紀の人生戦略②
信用が生む新しい価値観

21 世紀の社会では、**「信用」**が新たな通貨として注目を集めつつあります。お金が数値化された信用の一形態であるように、人と人とのネットワークや信頼関係がビジネスやキャリア、そして日常生活において重要な資源へと変わってきました。個人の信用をどのように築き、広げていくかが、これからの人生戦略を左右すると言っても過言ではありません。今や、お金を稼ぐ以上に、信用やネットワークを維持・拡大する力が求められる時代が到来しています。

1. 信用が 21 世紀の通貨になる理由

「お金は数値化された信用」といわれる通り、元来お金は多くの人々が納得して使う"信用の器"として機能してきました。しかし、インターネットや SNS の普及によって個人同士が直接つながり合う時代になると、その"信用"自体がモノやサービスと同等、あるいはそれ以上の価値を持つようになっています。つまり、誰かの信頼を得ている人や組織は、その信用を活かして融資や投資、プロジェクト参加などのチャンスを手に入れやすいのです。

だからこそ、21 世紀では信用こそが通貨に近い存在となります。お金を媒介にしなくても「信用力があるから」と、プロジェクトやビジネスアイデアが集まるケースが増えています。

2. お金は信用の外部化・数値化

人と人との間の信頼関係を数値的に示したものが、お金という概念だと考えれば、お金の本質が見えてきます。例えば、銀行口座にある残高は、その人がどれだけの経済的信用を持っているかを客観的に示す指標です。一方で、SNS やコミュニティの中では「フォロワー数」「レビュー評価」といった形で、その人への信頼が数値化される仕組みが生まれています。これらはお金ほど直接的に取引できるわけではないものの、"信用"という観点では同様に機能する場合が多いのです。つまり、お金と同じように、評価や評判も人々の信用を可視化し、広範囲に共有できるという点で、21 世紀の人生戦略では見逃せない要素といえます。

3.「信用創造」と個人の在り方

“信用創造”は本来、中央銀行や金融機関がお金を発行するプロセスを指しますが、現代では個人がネットワークを通じて自らの信用を創造し、高める動きが顕著です。例えば、クラウドファンディングでのプロジェクト成功は、支援者が企画者を信用しているからこそ資金が集まる好例です。

そこで目立つのが、個人が自分の専門性や経験、コミュニティ活動を通して、周囲に価値を提供することで信用を積み上げる姿です。SNSやオンライン講座、勉強会など、発信の機会は無数に存在し、それらを活用して実績を公開すれば、個人レベルで信用を“創造”し続けることが可能になります。

4. 信用を育むネットワークと“軽量化”の視点

今後は、どれだけ効率よく個人の信用を“軽量化”して周囲に示せるかが重要になってきます。SNSのフォロワー数や評価、オンラインコミュニティでの役割など、いわば“数値で測りやすい形”にまとめると、人々は瞬時にその人の信用レベルを把握できるからです。もちろん、数字だけが全てではありませんが、自己紹介や経歴に加えて数字による“証明”があることで、大勢の人と素早く信頼関係を築きやすくなります。

さらに、オンラインとオフラインの両面で活動を広げ、複数のコミュニティと連携していくことで、“この人は間違いなく信用できる”という認識が広く共有されていきます。こうしたプロセスを踏むことが、21世紀の人生戦略を有利に進める大きな要素となります。

まとめ

信用が21世紀の通貨ともいえる時代では、お金を超えて人間関係やネットワークが価値を生み出します。お金は信用を外部化・数値化したものに過ぎず、個人がオンライン・オフライン双方で信用を積み重ねれば、自らを強固な資本として確立可能です。まさに信用こそ、これからの人生戦略における最重要資源といえます。

⑲ 21 世紀の人生戦略③
柔軟性こそが最重要スキル

社会構造や技術が加速度的に変化する 21 世紀、従来の常識やルールは通用しない場面が増えています。そんな時代に求められるのは、最新技術や専門知識だけではなく、思考や制度を柔軟に変えていく能力――いわば **“柔軟性”** です。大きなブレークスルーが必ずしも技術から起きるわけではありません。私たち自身が考え方をアップデートし、環境に応じて形を変えられる姿勢が、これからの社会を切り拓いていきます。

1. 技術革新だけが変革をもたらすわけではない

イノベーションと聞くと、多くの人は AI やロボット、バイオテクノロジーなどの先端技術を想像しがちです。もちろん、これらのテクノロジーが社会を大きく変える力を持っているのは事実です。しかしながら、社会のルールや人々の意識がそれに追いつかないと、いくら優れた技術があっても真の変革にはつながりません。例えば、自動運転車が登場しても法整備や受け入れ態勢が整わなければ普及は進まないです。

逆に、目新しい技術がなくとも、既存のアイデアや仕組みを掛け合わせる“柔軟な発想”がブレークスルーを起こすこともあります。結局、時代を変えるのは技術よりもまず、“人間の考え方”が柔軟にアップデートされることが不可欠なのです。

2. “柔軟性”というスキル：思考と制度をしなやかに変える力

21 世紀における柔軟性とは、単に「新しいことを受け入れる」だけではありません。変化のスピードが速い時代では、既存の制度やルールが整備される前に新しい問題が次々と発生します。そこで必要なのは、「環境が変わったなら、私たちの考え方や制度も変えていい」という姿勢です。例えば、リモートワークを普及させるために、まずは企業や学校が働き方や学び方のモデルを柔軟に再定義し、それに応じて法整備や人事制度を見直すなど、発想と制度の双方をしなやかに変革していくアプローチが求められます。変化を脅威と見るのではなく、自在に対応できる柔軟性があるかどうかが、組織や個人の成否を分けるポイントです。

3. 柔軟性を育むための具体的アプローチ

柔軟性は、一朝一夕に身につくものではありませんが、意識的に行動することで磨かれます。まずは、異なる分野や年齢層とのコミュニケーションを増やし、従来の常識や先入観を打ち破るきっかけをつくるのが有効です。また、問題解決の際には複数の可能性を検討し、「これしかない」という一つの結論に飛びつかないように心がけることも大切です。

さらに、自分が正しいと思うルールや手順をあえて疑い、修正してみるという試みも効果的です。例えば、業務フローをあえてゼロから見直したり、チームのミーティング形式を変えてみたりすることで、小さなイノベーションが生まれやすくなります。こうした試行錯誤が習慣化すれば、柔軟性は徐々に身体化されていきます。

4. 変化の時代を切り拓く“しなやかさ”

情報が洪水のようにあふれ、市場や社会のルールが次々と書き換えられる時代では、固くなった思考や制度はすぐに時代遅れになります。しかし、柔軟性を持つ組織や個人は、その波をむしろチャンスと捉えて新たな価値を生み出す原動力に変えられます。例えば、デジタル化が進むことで働き方やコミュニケーションが根本的に変わっても、柔軟に自分のスキルや行動を調整できる人はスムーズに順応できます。

逆に、旧来の方法や価値観に固執してしまうと変化の波に翻弄され、立ち遅れてしまいがちです。結局、時代の大きな変革を成功に結びつけるのは、人間が持つ“しなやかに思考を転換できる力”に他なりません。

まとめ

テクノロジーだけが大きな変革を起こすわけではなく、私たち自身が考え方や制度を柔軟に変えていく意欲こそが、未来を切り拓いていきます。変化に臆せず、新しい発想を受け入れ、時に制度までもアップデートできるしなやかさこそが、21 世紀を生き抜く最重要スキルだと考えています。

100 未来を読み、動き続ける
予測力と前進の姿勢が導く変化

未来を先取りしようとする姿勢こそ、絶えず変化が起こる現代において強力な武器となります。たとえ予測が外れたとしても、その過程で得た知見や準備がまったく無駄になるわけではありません。大切なのは、**絶えず未来を考えながら前進する意欲を失わないこと**です。失敗や見当違いがあっても、未来へ向かうスピードと柔軟性によって、新たなチャンスやイノベーションにつながっていきます。

1. 未来への予測がもたらすメリット

先を読む能力は、個人や組織にとって大きなアドバンテージとなります。新しい市場や技術の兆しを捉えて、いち早くリソースを投入すれば、競合が追随する前にリードを築けます。また、不確実な未来を見越した計画を立てれば、突発的なリスクや変化にも余裕を持って対応できます。

もちろん“絶対的な正解”を導き出すのは難しいですが、未来を考えようとする行為そのものが、日々の仕事や生活における判断をアップデートさせていきます。結果として、組織全体の柔軟性が高まり、新しいアイデアや試行錯誤を促す良い循環が生まれます。

2. 予測が外れるリスクと、そのメリット

未来予測をしていても、もちろん百発百中というわけにはいきません。経済の変動や技術の進歩など、想定外の要因がいくらでも現れるからです。

しかし、予測が外れてしまったとしても、そのプロセスで収集した情報や作り上げた体制はまったくの無駄にはなりません。むしろ、変化に対応できる組織風土やスキルを身につけることができ、別の状況下で活かせる場合も多くあると思います。大きな誤算があってもリカバリーのスピードが早ければ、次の機会に活かす時間を失わずにすみます。

3. 前に進もうとする姿勢の重要性

最大のポイントは、未来がどうなるかを“当てる”ことではなく、“前に進み続ける”意志を持つことです。予測が外れた瞬間に立ち止まってしまえば、それまでの努力が止まってしまいます。しかし、「未来に備えよう」という意欲さえ持ち続けていれば、外れた予測を改善し、別のアイデアを試す余裕が生まれます。

実際、イノベーションを生む企業や起業家は、予測の正否よりも常に次を見据えて行動を重ねる力を大切にしています。失敗を糧にブラッシュアップを続け、アジャイルに目標や計画を修正することで、結果として“当たり”に辿り着く確率が高まるのです。

4. 未来を予測し続けるための実践アイデア

具体的な方法としては、まず日常的に情報を収集・分析し、世の中の動きを多角的に把握する習慣をつけることです。自分は先にスケジュールを確保して情報収集をしています。そして、ニュースやデータだけでなく、業界の専門家や他分野の知識人と交流を深めると、新たな視点が得られやすいです。

また、自分なりの仮説を作って実験的なプロジェクトを立ち上げるのも良い手段です。失敗を恐れず、小さな規模でテストすればリスクも抑えられ、得られた結果から新たなインサイトを得ることができます。さらに、定期的に振り返りの時間を設けて、「どの予測が的を射ていたか」「どんな誤差があったか」を評価し、学習サイクルを回すことで、予測の精度と対応力が段階的に向上していきます。まさにこれからは、全員が「未来を構想しながら生きていく」時代なのです。

まとめ

未来を読み、動き続けることは、変化の激しい時代を生き抜くための必須条件です。大切なのは予測が当たるかどうかではなく、その過程で情報を集め、試行錯誤を重ねる姿勢です。仮に外れたとしても、その経験が次のチャレンジの糧となり、柔軟かつ持続的な成長を可能にしてくれると信じています。

3章

2040年に向けて：「新医療1.0」の創造

2040年までの医療の可能性
「新医療 1.0」の創造

本書ではここまで、医療の現場が直面する課題や、医療とビジネスがどのように結びついているかについて論じてきました。現実には、目の前の業務に追われるあまり、医療者であっても長期的な展望を思い描く余裕がない状況に陥りがちです。

しかし、課題が山積みであるからこそ、「これから先の医療をどのように変革していくのか」を考えることは極めて重要です。テクノロジーの進化やデジタル化は、医療の在り方を大きく変えつつありますし、医療者のキャリアや働き方も多様化の兆しを見せています。

そこで本書の3章では、「2040年までの医療の可能性」を、小説形式の物語で描いてみることにしました。これは、単なるフィクションではなく、各地で既に芽吹いている改革の種をモチーフにした“近未来のシミュレーション”でもあります。

「医療は変わらない」と嘆く声もまだまだ多い一方で、「医療を変えなければ」という危機感や行動力が高まっているのも事実です。本章では、そんな“今”と“これから”を、物語の人物たちの視点を通じて追体験していただけるよう構成しました。

2025年の春、主人公である若手医師は、旧来の医療に対する違和感を抱えながら日々の診療に追われています。そこから2035年、2040年へと時が進む中、医療がどのように変わりうるのか、あるいは変わり得ないのか——2つの対比的な未来を通じて、医療者一人ひとりの決断や行動がどれほど大きな影響を与えるのかを考えていただけるはずです。

「新医療 1.0」の創造に向けて——。

まずは、“2025年 岐路に立つ医師たち”の物語からご覧ください。我々が迎えるかもしれない未来の一端を、少しでもリアルに感じ取っていただけることを願っています。

プロローグ
2025年 岐路に立つ医師たち

春の風がビルの狭間をすり抜け、ほのかな温もりを病院の玄関へ運んでくる。

2025年。僕は市中病院で医師7年目を迎えていた。大学病院での研修を終え、今は救急や一般診療を担当している。長年目標としていた“臨床の第一線”で働く日々は、確かに充実感もあるはずだった。

けれど——。

「すみません、先生。外来が終わったら急いで救急外来に来てください」

ナースからの呼びかけで我に返る。電子カルテを操作する指先は鉛のように重く、当直明けがそのまま日勤に重なり、ほとんど休めていない連続勤務による疲労が全身を包み込んでいた。まぶたが重く、視界がぼんやりとしてくるのを感じる。

スマートフォンをチェックすると、同期からのメッセージがいくつも届いていた。

「また一人、辞めるって。もう今年に入って3人目だよ……」

「海外の病院からオファーが来たんだけど、真剣に考えてる」

「このままだと医療が崩壊しちゃうよ」

思わず顔をしかめる。彼らが「辞めたい」とこぼすたびに、共感するはずの痛みがどこか遠くに感じられる。そんなはずはない。彼らの悩みは、僕の悩みと地続きのはずだ。

疲れ切った足を引きずりながら、ふと仮眠室に立ち寄ってスマートフォンを開く。医師求人サイトには、「当直明け休み確実」「オンコールなし」「働き方改革遵守」……そんな派手な言葉が並んでいた。「病院での勤務」が絶対的な選択肢だった時代は、もう遠ざかりつつあるのかもしれない。

そんな折、画面に新着メッセージの通知が映し出される。送信元は、かつての先輩医師だった。

「テクノロジーと組み合わせて、新しい医療を作ろうと思うんだ。一緒にやらないか？」

思わず読み返す。大学病院の伝統を捨ててまで起業した先輩。彼はいつだって行動が早く、僕が悩んでいる間にも着実に成果を出してきたらしい。

「変わりたい」という気持ちはある。でも、どうやって？ そして本当に、医療は変えられるものなのか？

わずかな睡眠をとったのち、外来へ戻る。いつものように高齢の患者さんとの何気ないやり取りが続く中、そのうちの一人がぽつりとつぶやいた。

「先生、このままじゃ孫の世代の医療はどうなってしまうんでしょうね」

その言葉が、どこか心に突き刺さった。僕は何も答えられず、ただ微笑み返すことしかできなかった。

夕刻、救急外来はいつものように混雑している。古いCTスキャナーが突如止まってしまい、看護師と技師が慌てて対応しているのが見える。職員全体が疲弊しているのは明らかだ。それでも、どうにかこうにか業務を回しているのが、今の日本の医療の現場なのだろう。

夜が更けるにつれ、頭はどんどん鈍くなり、どうしても悲観的な考えばかり浮かんでしまう。ふと視線を感じて振り返ると、2年目の研修医が立ち尽くしていた。

「先生……正直に言うと、僕、このまま医師を続けていいのか自信がないんです」

研修医の顔には深いクマが刻まれ、目はどこか潤んでいる。あの頃の僕も、ちょうど同じ悩みを抱えていたんじゃないか。

「医療を、変えたいんです。でも、どう変えたらいいのか、分からなくて……」

その問いに、すぐには答えが出せない。だけど、その気持ちは痛いほどよく分かる。守るべき本質を大切にしながらも、変革は避けられない。いや、変革しなければ医療は立ち行かなくなる――そんな危機感が胸の内で大きく渦巻く。

夜明け前、空が白み始める頃、僕のスマートフォンが再び震えた。先輩からのメッセージだ。

「新しい医療を一緒に作ろう。今の枠組みに囚われるな。本質を守りつつ、革新を恐れない医療者が必要なんだ」

遠くから救急車のサイレンが近づいてくる。僕は廊下の窓を見上げる。薄紅色に染まる空。決断の時は、思ったよりも早くやってくるのかもしれない。

既存の道を歩み続けるのか、それとも新しい可能性へ踏み出すのか。その選択こそが、この先の医療を大きく左右するだろう。けれど、まだそれに気づいている人はほとんどいない。ただ確かなのは、2025年の春、僕たちはまさに岐路に立っている――ということだ。

1節　2035年 分かれた未来

もし、あの2025年の岐路で僕たちが何も変えられなかったとしたら——
あるいは、もし勇気をもって新しい道を切り拓いたなら——
同じ2035年という時代に、まったく異なる2つの未来が浮かび上がる。

未来の分岐A
崩壊への道：医療システムが限界を迎えた2035年

「また救急要請を断られました……これで今夜だけで7つ目の病院です」
そう報告する研修医の声は、かすれ気味だった。病院の時計は真夜中を過ぎている。ちょうど10年前、2025年の春に僕が見た予兆は、この2035年の光景となって現実のものとなっていた。

研修医の肩越しに見える当直表には、大きく空白が広がっている。かつては不足の穴をなんとか埋めるようにスケジュールを組んでいたが、もはやその努力すら追いつかないほど人員が足りない。経験を積んだ先輩医師が次々と辞め、残された医師たちの負担は青天井に増えていた。
廊下の奥から人工呼吸器のアラーム音がけたたましく鳴り響く。その音に我に返り、僕は走り出す。
「急変ですか？」
「ええ、さらに心肺停止の通報が入りました」

バタバタと走るスタッフたちの表情は、いずれも疲労感で満ちている。10年前も大変だった。それでも、あの頃はまだ余力があった。呼吸器や検査機器の更新が追いつかず、「もう限界だ」と感じる場面がこれほど頻繁にあったわけではなかった。
——だが、今は違う。
息を切らしながら病室に滑り込むと、古い生体モニターが不規則な警告音を繰り返している。
「機械の不調かもしれません。何度か再起動してみましたが……」
看護師が苦渋の表情で説明してくれた。10年前から更新されていない医療機器は故障が目立ち始め、修理の手配すらスムーズに進まない。予算不足で設備投資が削られ続けるこの病院に、もはや新規導入の余裕などなかった。

血圧が下がり続ける患者を前に、若い医師が半ば呆然と立ち尽くしている。

「ここでは無理だ……誰か高度治療ができる施設に搬送してくれ」

スタッフが慌てて連絡を試みるが、すぐに戻ってきた返事はお決まりの文句だ。

「満床で受け入れ不可能とのことです」

こうして命のたらい回しが続く。僕たちは薄々気づいていた。これは医療崩壊ではなく、すでに「医療後退」と呼ぶべき段階にまで来ているのではないか、と。

仮眠室に戻る時間などない。ひと息つくために立ち寄った医局のソファには、見慣れない白衣が脱ぎ捨てられていた。ネームプレートを確認すると、今年から配属されたはずの若手医師の名前だ。

「まさか……」

胸騒ぎがして周囲を見回すが、その医師の姿はどこにもなかった。こうして突然姿を消してしまう若手も少なくない。辞表を置く余裕さえないほど追い詰められ、黙って病院を去る――そんな話を、最近はよく耳にするようになった。

背後から声をかけられる。振り返ると、同じように疲労でやつれた同期の友人だった。いつもは明るい彼も、頬がこけ、目の下に深いクマが刻まれている。

「昨日も救急科の先生が辞めたよ……もう立ち直れないかもしれない」

声に覇気がない。2025年の頃、僕らは夜勤の合間に未来の医療を夢見た。どんな技術が進歩して、どんな働き方改革が進むんだろう、と。けれどその希望は、いつの間にか霧散してしまったように思える。

エレベーターで地下の救急入口に降りると、ストレッチャーに乗せられた患者が次々と到着していた。救急隊員の表情も暗い。こんな状態がもう何年も続いているのだ。

「先生、受け入れてもらうまでに30分以上かかりました。他の病院では全て断られて……」

その声を聞いて思わず天井を仰ぐ。たとえ患者を受け入れたところで、万全の治療ができるわけではない。医師も看護師も、物理的にも精神的にも、限界だ。患者が次々と重なれば、適切な処置が回らなくなるのは時間の問題。だが、それでもやるしかない。これは僕たちの仕事だ。

——10年前の僕は、「医療を変えられるかもしれない」と信じていた。

けれど気づけば、医療の在り方は何ひとつ変わらないどころか、さらに悪化しているように思える。テクノロジーがどうの、予防医療がどうのと騒いでいた人たちは一部にいたけれど、結局この病院にはそんなイノベーションが届くことはなかった。改善案も予算の都合で却下され、医療スタッフが自分を削って糊口をしのぐ、そんな日常ばかりが続く。

廊下の奥から救急カートを押す看護師が叫ぶ。「先生を呼んで！ 心肺停止！」

僕は再び走り出す。シューズが擦れて靴底が痛む。何人の命を救えただろうか。あるいは、これからどれだけ救えなくなるのだろうか。

「もう限界です……」

すぐ近くで聞こえた若い医師の声。白衣を握りしめるその手は震え、膝が崩れ落ちていた。10年前、あの研修医が僕に言った言葉を思い出す。

「医療を変えたいんです。でも、どう変えたらいいのか分からなくて……」

——あの頃の僕も、同じ悩みを抱えていたはずなのに。果たしてあれから、僕は何を成し遂げられたのだろう。

病院の窓の向こう、空はまだ夜の闇を深くまとっている。すれ違うスタッフの顔には、もう希望らしきものは見えない。看護師も技師も事務方も、みな疲弊し切っている。

そして僕は知っている。この状況は、今日明日で急によくなることなどあり得ないことを——。医療という土台が、静かに、しかし確実に崩れ落ちていく音を耳にしながら、僕はどうすることもできないまま、その場に立ち尽くした。

未来の分岐Ｂ
革新への道：医療が進化を遂げた2035年

朝の光が差し込む診療室。僕は、かすかな緊張と高揚感の中でタブレット端末を起動する。看護師が「今朝の分析結果が端末の共有フォルダにアップされています」と声をかける。僕は受け取ったタブレットを操作し、表示された患者の生体データを確認する。

そこには、遠隔モニタリングによって収集された患者数十名分の生体データがリアルタイムで並んでいた。心拍数のわずかな変動、在宅で行われた血圧測定のグラフ、睡眠の質を示す指標まで。これらをもとにAIがリスクをスコアリングし、どの患者がより早急なケアを必要としているかを提示している。以前は想像もできなかった効率的かつ綿密な医療管理だ。

看護師と視線を交わしながら、スコアの高い患者の家族へオンライン診療の予約枠を確保するよう指示する。わざわざ病院に来ることが負担になりがちな高齢者には、在宅でのフォローアップが既に当たり前になっていた。

「次は、在宅チームとカンファレンスですね」

電子カルテと連動したモニター会議の準備をしつつ、僕はあの2025年を思い出す。あの頃は、紙の書類をめくりながら深夜まで診療録を書いていた。残業で疲弊し、未来の医療など考える余裕もなかった。ところが、今ではこんなにもスムーズに情報を連携し、事前に必要なアクションを立てられるようになったのだ。

「在宅モニタリングで異常が検知された患者さんが3名。心不全リスクがやや上昇しています」

在宅支援チームのモニターから定期的に送信されるデータのアラートが示される。

「早期介入プログラムを実施してください。自宅でも可能な検査と投薬を検討しましょう」

この一言だけで、看護師や薬剤師、リハビリスタッフが即座に動き出す。かつてなら夜間の救急搬送に追われていたケースも、今や重症化を未然に防ぐことができているのだ。

昼休憩の合間に、ふとロビーへ足を伸ばす。以前は長蛇の列ができていた受付には、人混みは少ない。診察を必要とする患者がいなくなったわけではない。むしろ在宅や遠隔診療によって、以前より多くの患者をフォローできている。しかし、「対面じゃなきゃ診療とはいえない」という硬直した概念は、この10年で大きく変わった。“来院しなければ医療が受けられない”――そんな時代は、すでに過去のものとなりつつあるのだ。

「先生、研究開発部門から新しい診断支援AIのデモをしたいとの要望です」

午後のスケジュールを確認しながら、笑みがこぼれる。

研究開発部門には、医師だけでなくエンジニアやデザイナー、データサイエンティストが常駐し、日々新しいアイデアを試作している。かつては「病院」と「企業」や「技術者」の間に高い垣根があったが、今では当たり前のように連携し、実証実験を重ねているのだ。

僕がそのラボへ足を運ぶと、大画面モニターには大量のデータが映し出されていた。ゲノム情報から生活習慣、過去の病歴まで、あらゆる情報を総合的に解析し、個人ごとに最適な治療プランや予防策を提案してくれるという。

「先生、これを使えば適切な治療開始のタイミングが大幅に早まります。治療コストや患者さんの負担も軽減できるはずです」

エンジニアの目は輝いている。僕は端末を操作しながら、その提案を試しに確認してみる。確かに、従来なら複数の診療科をまたぐ専門家の意見交換が必要だった情報量が、1つのAIシステムで一括管理できるようになったのだ。

夕方、イノベーションラボの会議室では、医師やエンジニアだけでなく、患者や地域住民の代表者がテーブルを囲んでいる。

「このプログラムを広めるには、一般の方の利用ハードルをどう下げるかが課題ですね」

住民代表の女性が口を開くと、担当のエンジニアが即座にタブレットを操作してUI（ユーザーインターフェイス）の画面例を示す。やり取りはスピーディかつフラットだ。ここには誰が偉いとか、誰が上だとか、そういう空気はない。あるのはただ、より良い医療を創りたいという共通の想いだけだ。

夜が近づく頃、僕は1日の業務を一通り終えて廊下を歩く。2035年の病院は、どこか静かな活気に満ちていた。緊迫感がないわけではない。むしろ管理する患者数は以前の何倍にもなっている。だが、業務を効率化するデジタル基盤と、チームで支え合う仕組みがしっかり整っているからだろう、あの頃のように“自分をすり減らす医療”という感覚は薄くなっている。

行きつけのカフェで、久しぶりに同期と顔を合わせた。彼は10年前、ベンチャー企業に転職し、そこでオンライン診療システムの開発を手掛けていたらしい。

「思い切って踏み出してよかったよ。最初は不安だらけだったけど、今では病院と企業の垣根がほとんどないしね」

スーツ姿の彼の横では、別の同期が起業家としての近況を語っている。医療デバイスの海外展開を進めているらしく、近々大きな投資を受ける予定だそうだ。

僕はふと、「医師としての道は病院だけじゃない」と言っていた先輩の言葉を思い出す。確かに、ここに集まる同期はそれぞれの形で医療に貢献している。病院に残る者、企業を興す者、行政のアドバイザーになる者……どの立場も大切なピースになっているのだ。

その晩、アプリから通知が届く。「在宅患者の夜間バイタル異常」との報告だが、しばらく後に「異常値が回復傾向にあるため様子見」の追記があった。自宅の看護師が提案した対策が功を奏したらしい。こうした“先回り”の医療こそが、僕たちが追い求めてきた理想の形だ。

ベッドに横になりながら、「医療を変えたい」と模索し続けた10年前の自分を思う。あの時、人生の岐路で躊躇しながらも前へ進んだからこそ、この景色にたどり着けたのかもしれない。

部屋の照明を落とすと、ベッドサイドに置かれたスマートスピーカーが明日のスケジュールをそっと読み上げてくれる。ふと窓の外に目を向けると、夜風に揺れる街の光が静かに瞬いていた。

救急車のサイレンは相変わらず響いているが、あの頃とは違う。今では緊急搬送される前に多くの患者がサポートを受け、より早い段階で治療や予防的医療が行われるようになっている。

「医療がこんなふうに変わるなんて、10年前は想像できなかったな……」

けれど、これはゴールではない。もっと多くの可能性が、まだ遠くで手を振っているような気がする。そう思いながら、僕は目を閉じる。2035年、革新的な医療の中で、僕たちの挑戦はまだ続いていく。

2節　2040年 医療の革新

2025年から15年が経った2040年――

僕は新設された「未来医療開発センター」のエントランスを抜けながら、ふとあの頃を思い出す。立ち止まって見上げた建物は、ガラスとスチールを組み合わせた先進的なデザインで、見るからに“未来”を感じさせる。2025年当時の病院を振り返ると、もはや同じ“病院”という言葉ではとてもくくれないほど様変わりしていた。

自動ドアを抜けると、奥行きのあるロビーが広がっている。中央ではホログラムをまとったAIエージェントが優雅に浮かび上がり、来院者の動きに合わせて応対をしている。

「おはようございます。ご用件をお知らせください」

かつて、受付には患者や付き添いの家族が長蛇の列をつくり、職員が必死に書類を探し回る姿が日常だった。でも今は、AIエージェントが顔認証と電子カルテの情報を照合し、必要に応じて診療ブースやオンライン面談ルームへ誘導してくれる。かつての自分が当直明けに徹夜でカルテ入力をしていた頃を思うと、嘘のようだ。

ガラス越しに見えるのは、噴水のある広いガーデン。そこには高齢者も子どもも自然に集まり、ゆったりと話し込んだり、タブレットを使って健康指導の動画を視聴したりしている。病院というよりは、地域コミュニティの公園に近い雰囲気だ。

そういえば、先輩医師が2025年の頃によく言っていた言葉を思い出す。

――「医療の本質は、実は『医療を必要としない社会』を作ることなのかもしれない」

あの頃はピンと来なかった。でも今、このガーデンを前にしては、確かにそれが実感として胸に迫ってくる。

少し早めに着いた僕は、ロビーに隣接するカフェに立ち寄る。壁際では管理栄養士や看護師が無料の栄養相談セミナーを開き、一方のテーブルではリハビリスタッフがVR機器を用いた新しい運動プログラムを説明している。医療と生活がシームレスにつながり、人々が「健康でいるための学び」を楽しめる場所——それが今の「病院」の姿なのだ。

「先生、おはようございます。今日は講義の日ですよね？」
声をかけてきたのは、データサイエンティストでもある看護師だ。研修医の頃からは想像もできないが、今はこうした“多職能ハイブリッド”の医療スタッフが増えている。
僕はカフェを後にし、エレベーターで上階へ向かう。大学との共同プログラムの一環で、ここ未来医療開発センターでは定期的に医学生を対象とした授業が行われているのだ。

「皆さん、今日はよろしくお願いします。では、始めましょうか」
ドアを開けると、講義室ではすでに学生たちが端末やホログラムノートを手に待っていた。遠隔参加の学生も多数おり、壁一面のモニターには複数のバーチャル空間が映し出されている。
スクリーンに表示したのは、在宅支援チームと AI エージェントが連携してモニタリングしているリアルタイムデータ。血圧や脈拍、生活習慣の記録が時系列で可視化され、アラートが出ると自動的に担当医や看護師のデバイスに通知される仕組みだ。

「みなさんご存じのように、医療はもう“病院の中”だけでは完結しません。在宅から職場、さらに地域のコミュニティスペースまで、どこでも必要に応じて医療を提供できるようになりました。病気になってから治すだけでなく、病気の兆候が出る前に先回りして介入する。それが当たり前の時代です」
ある学生が興味津々に尋ねる。「先生、これほど医療が変わったいちばんの要因って何でしょうか。やっぱり AI エージェントや IoT 機器の進歩ですか？」
僕は首を振る。「テクノロジーの進化は確かに大きいけれど、それだけじゃない。15 年前の頃を思い出すと、医師たちは時間に追われ、疲労と人手不足に苦しみながらも“変わらなきゃ”という意識を持ち始めていた。『患者が病気になってから対応するだけじゃ、もはや限界だ』ってね。そして何より重要だったのは、医療に対する“考え方”そのものを大きく変えたことなんです」

スクリーンを切り替えると、今度は、かつて使っていた古い電子カルテの画像を表示してみせる。学生たちの一部が「これが昔のカルテですか……？」と驚きの声を上げる。

「あの頃はデジタルといっても、処理速度は今とは比べものにならないほど遅くて、僕らは徹夜で入力作業をしていた。それでも現場はパンク寸前だったんだ。今ではAIエージェントが請求業務やデータ解析をサポートし、医師はより人間らしい医療に集中できるようになった。働き方そのものが大きく変わったんだよ」

僕はモニターをオフにして、学生たちに向き合った。「確かにテクノロジーは進化し、私たちの診療スタイルは大きく変わりました。しかし、最も重要な変化は、実は医療に対する考え方そのものだった。これは僕が何度も言い続けてきたことです。**そもそも医療って、病気を治すためだけの仕組みなのか？ いえ、本当はもっと根源的な役割があるんじゃないか。——“医療を必要としない社会”を作ることこそが、医療の究極の目標なんです**」

教室がしんと静まり返る。学生たちは真剣な表情でメモを取り、オンライン参加の画面からも食い入るような視線が伝わってくる。

「もちろん、これだけAIが進化しても、医師が不要になるわけじゃありません。むしろ、テクノロジーに支えられた今こそ、人間同士の心の通い合いや、患者さんの人生そのものを支えるホスピタリティが求められているんです。僕が研修医の頃には、“患者さんは病気を治す相手”という捉え方が強かった。でも今は、一人ひとりの生き方に寄り添い、適切な予防や医療をコーディネートするのが医師の大きな役割になっています。ここにはAIにはできない部分がたくさんあるし、それを支える技術者や他の職種と連携する力が求められているんですよ」

ここで、もう一人の学生が手を挙げた。「先生、僕は将来、在宅医療とAI研究の両方をやりたいと考えているんですが、そういうキャリアパスは実際にあるんでしょうか？」

少し前の時代なら、医師がAI研究に足を踏み入れる道は限りなく少なかった。けれど今は違う。

「もちろん可能だよ。実際、ここの在宅チームにはエンジニアの資格を持つ医師もいるし、リハビリスタッフでVR技術に精通している人だって珍しくない。僕が研修医だった頃は想像できなかったけど、今は多職種連携とデジタル技術の融合が当たり前になった。君が何を目指したいかが大切だ」

別の学生が続けて尋ねる。「治療だけでなく、社会全体の健康を守る仕組みを作りたいんです。医師という立場で行政や企業に関わるのって現実的ですか？」

「十分あり得るよ。実際、行政と連携して地域全体のデータを分析したり、企業と組んでヘルスケアサービスを開発したりする医師も増えている。『医師は病院にいるもの』なんて固定観念はもう崩れ去ったんだ。むしろ、僕らは地域や社会を舞台にいくらでも活躍できる可能性がある」

学生たちはそれぞれ端末にメモを取りつつ、真剣な眼差しをこちらに向けている。あの 2025 年、僕自身が研修医だった頃とはまるで別世界だ。当時は当直明けの疲労に耐えるだけで精一杯で、医療に革新的なテクノロジーを取り入れるなど“夢物語”だった。

「でもね……僕自身、そんなのは夢物語だと思っていた立場なんだ。何かを変えるなんて、とても無理だと感じていた。でも、周りには『医療を変えなければ』と動き出す人たちがいて、その波に乗って僕も必死に行動し続けたんだ。結果的に、その行動が少しずつ現場を変え、業務を効率化し、今ではこんな未来医療センターまで実現するに至ったんだよ」

僕はそう言いながら、スクリーンに映る AI エージェントの診療支援システムを指し示す。学生たちの目が一層輝きを増しているのが分かる。

講義を終える頃、学生の一人が教室の後ろから声を上げた。「先生は、2025 年から今に至るまでの過程で、いちばん大変だったことは何ですか？」

僕は迷わず答える。「“変化を怖がらない”ってことかな。当時の医療現場には伝統や慣習が根強く、スマートデバイスや起業、遠隔診療なんて言葉を口にするだけで敬遠されたりもした。だけど、医療は変わらなければ生き残れなかったんだよ。それを認識して、行動を起こした人たちがいたからこそ、今のこの姿があるんだと思う」

学生たちは一様に真剣な眼差しでうなずいた。僕はそんな姿を眺めながら、15 年前に夜勤明けの病棟で同期と交わした会話を思い出す。「このままじゃ医療は崩壊する」「医師を辞めたい」――あの時の僕らは、いつの日かこんな講義を開くような未来が来るなんて、到底信じられなかった。

教室を出て廊下に出ると、大きな窓の向こうに未来医療開発センターのガーデンが一望できる。医療スタッフや患者だけでなく、地域の人々や学生までもが行き交い、それぞれに健康や予防医療を楽しんでいるようだ。この場所が“病院”という言葉で語られる時代が終わる日も、そう遠くないのかもしれない。

しばらく景色を眺めていると、AIエージェントが僕の端末に通知を送ってきた。
「次の在宅チームとのオンラインミーティングは10分後です」
アナウンスを耳にして、自然と笑みがこぼれる。疲弊しきっていた頃の“医師の働き方”を知らない学生たちには、この便利さが当たり前のように思えるだろう。だけど僕は、あの目まぐるしい2025年を生きたからこそ、今のこの医療に対する感謝の念が尽きない。
まだまだ課題は山積みかもしれない。とはいえ、僕らがつないできた一歩一歩が、着実に医療の未来を切り拓き続けている。

「医療の進化はここで終わらない。その先を創るのは、次の世代の医療者たちだ」
自分に言い聞かせるようにつぶやいて、僕はロビーへと向かうエレベーターへ足を踏み出した。その行く先には、さらに広がっていく“新しい医療”の可能性が、確かな光となって待ち受けている——

エピローグ
「新医療 1.0」の創造へ

病院の廊下に朝陽が差し込む。

日勤のスタッフたちの挨拶が飛び交う中を、僕はゆっくり歩く。かつて当直と日勤が重なって疲弊しきっていた頃、白みはじめた空を見上げながら「この先、本当に医療は変わるんだろうか」と自問自答していた。あの時は、ただ絶望的な気持ちしか抱けなかった。けれど今、視界に広がる朝の光は、まるで別世界のようだ。遠くからは在宅支援チームの声が聞こえ、AI エージェントが慌ただしくデータを解析しているのも見える。

不意に、スマートフォンが震える。画面には「海外スタートアップからの共同研究招待」の通知が表示されている。

15 年前の 2025 年に、疲れ果てていた僕がこの光景を見たら、到底信じられないかもしれない。あの頃は「医療は変わらない」と諦めかけていたし、仲間が次々と離れ、「崩壊」を予感する声も絶えなかった。でも、一歩踏み出そうとする先輩や同期、そしてあの夜勤中に出会った若い研修医たちの「医療を変えたい」という声が、いつも僕の背中を押してくれていた。

窓辺に腰を下ろし、スマートフォンを手に取る。今日は新しい予防医療プログラムのデータ分析結果が届く日で、表示されたグラフを見ると、生活習慣病の発症率がまた少し下がったことが分かる。「病気を治す」から「病気を未然に防ぐ」へ——あの頃は理想論のように思われていたが、今では少しずつ現実へ近づいている。

メールアプリを開く。宛先に入力するのは、遠方の病院で奮闘しているあの研修医だ。何度かやりとりしている中で、「自分のキャリアに迷う」と再び相談が来ていた。かつての自分を見ているようで、放っておけない。

「医療はまだまだ大変な現場だけど、実はすごく多くの可能性が広がっている。病院勤務でも、企業でも、海外でも、AI 開発でも。どこに身を置いても、君の思い次第で医療を変える力になれると思うよ。

僕も昔は、“医療なんて変わらない”って思っていたけれど、そうじゃなかった。周りの人たちと一緒に行動を起こしていけば、確実に現場は変わる。まずは小さな一歩からでもいい。君ならきっと、次の医療を切り拓けるはずだよ」
そう書き終えると、画面を一度見直してから送信ボタンを押す。胸が少し熱くなる。どこか遠いところで、あの日の自分が微笑んでいる気がした。

スマートフォンをしまい、廊下を歩き出す。外に目を向けると、病院のガーデンには地域の人々が集い、看護師や管理栄養士が予防セミナーを開いている。昔は想像もできなかった光景だ。医師だけが主役だった時代はとうに過ぎ去り、患者や住民、エンジニア、様々な職種が協力しながら「健康を創る」未来が当たり前になりつつある。

AI エージェントの音声が、次のオンラインカンファレンスの時刻を知らせる。これから在宅支援チームや地域住民の代表が集い、新たな予防プログラムを検討する予定だ。デジタルヘルスの革新と、多様なキャリアパスが組み合わさる今こそ、**本当の意味で「医療を必要としない社会」に近づけるかもしれない。**

カンファレンスルームの扉を開けると、看護師やエンジニア、地域の人たちが輪になって待っていた。テーブルには、彼らが持ち寄った新しいアイデアが所狭しと並んでいる。いずれ誰もが病気に苦しまない社会を――それはまだ遠い理想かもしれない。でも、15 年前のあの春に比べれば、もう夢物語と切り捨てるには惜しいほど、ここまで来られたのだと実感する。

「よし、はじめましょう」

深呼吸をして席に着く。窓から朝陽が差し込み、かつての苦悩や迷いを思い出させるように、かすかに頬を照らす。だけど今はもう、あの頃とはまるで違う。僕らは医療を変える可能性を、すでにこの手にしているのだから。

ふと席を立ち、ガラス張りの窓へと歩み寄る。ビルとビルのあいだを、春の風が軽やかに駆け抜けていくのが見える。

「やっぱり医療は変わるんだ」

静かに呟くと、自然と笑みがこぼれた。

「新医療 1.0」の歩みは、これからも止まることなく続いていく――

おわりに

私は2040年の日本の医療を良くしたい、世界一にしたいと強く思っています。

2018年に『医療4.0 ～2030年に向けた第4次産業革命時代の医療～』（日経BP）を書いたときには、日本の医療や、それを決めてきた上層部の人たちに発破をかけるつもりで執筆しました。

テクノロジーは進歩しており、特に第4次産業革命は“産業革命”というくらいですから、その前後では世界が劇的に変わるほどのインパクトがあります。すでに未来へ向かって走り出している医師たちもいて、彼らが描く2030年の医療とテクノロジーの融合した世界を紹介したかったのです。

2022年の『医療4.0 実践編』では、医療×テクノロジーの実践に取り組む人や企業が増えた一方でノウハウの共有が進まず、2030年に向けて一人でも多く実践してほしいという思いから、自身の経験も踏まえて執筆しました。2022年の時点で、ほとんどすべての知識や実践知を惜しみなく吐き出したつもりです。

そして、この本です。

2025年のいま、「デジタルヘルス」という言葉は当たり前になり、さらに生成AIは人間のIQを超えて、天才といわれたアインシュタインのIQ160に迫る勢いです。もはや「医療とテクノロジーの融合が必要だ」とわざわざいう人も少なくなりました。それほど医療とテクノロジーの融合は当然のことになったのです。

では、この瞬間、本当に必要なのは何か。それは**思考法**ではないかと感じています。

2040年の日本で医療が良くなる、世界一になる――そうした未来像を「当たり前」と思える社会の価値観こそ大事だと考えています。しかし、いまの右肩下がりの日本の医療では、その姿を想像するのは難しいです。

どうやって突破すればよいのか。そのヒントとして、私は本書のコンセプトである『医療と算盤』、つまり医療とビジネスの融合に思い至りました。

渋沢栄一の「論語と算盤」の理念を現代の医療に応用し、医療の道徳性と経済的視点を融合するだけでなく、経営資源（ヒト・モノ・カネ）を次世代的にとらえる。

医療者が「お金」をどう捉え、経営や投資、リスク管理を学ぶことは、決して“金儲け主義”ではありません。むしろ、高い公共性を保ちながら医療を持続可能にするための必須条件なのです。

こうした視点をさらに深めるには、「ビジネス」という言葉そのものへの誤解を解く必要があります。本書でも取り上げたように、事業開発やマーケティングといった要素は“利益至上主義”を目指すのではなく、医療の価値を最大化し、社会全体に持続的な恩恵をもたらすための手段です。

さらに「お金への価値観」「キャリア・働き方」「ライフスタイル・生き方」が変わっていくとき、医師としての未来も幸せになり、日本の医療全体にとっても素晴らしい社会が築けると信じています。

つまり、「道徳と経済の両立」を掲げた渋沢栄一の考え方は、医療とビジネスの融合にもそのまま当てはまります。医療の公共性を守りながら経営面を強化し、“持続可能で価値ある医療”を実現する。そのためには、お金やキャリア、ライフスタイルに対する新しい価値観が不可欠なのです。

私はいつも言っていますが、未来はいきなり現れるのではなく、いま誰かが始めたことが花開いて形づくられるものです。だからこそ、一緒に2040年の日本の医療を良くしていきましょう。

本書は、私の思いをふんだんに盛り込み、カルピスの原液のように濃厚な一冊に仕上げたつもりです。個人的にも、『医療4.0』と並ぶ代表作になるよう願いながら書きました。

文字数が多く、読みづらいところもあったかもしれませんが、最後まで読み進めてくださり本当にありがとうございます。

この書籍が皆さんの生き方や考え方に少しでもプラスとなり、ひいては日本の医療へ貢献できたら幸いです。

2025年1月

加藤 浩晃

索　引

か行

た行

な行

は行

ま行

や行

ら・わ行

著者紹介

加藤 浩晃（かとう・ひろあき）

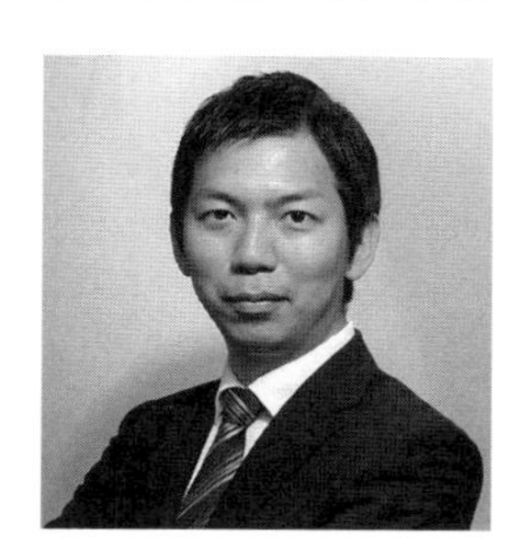

医師、MBA in Finance
デジタルハリウッド大学大学院 特任教授
東京科学大学医学部 臨床教授
アイリス株式会社 共同創業者・取締役副社長 CSO

医師、MBA in Finance（一橋大学）、元厚生労働省。デジタルヘルス分野の第一人者。
眼科専門医として1,500件以上の手術を執刀、遠隔医療やAIなどデジタルヘルス関連事業を開発。2017年にAI医療機器開発企業のアイリス株式会社を共同創業、2022年には次世代医療の共創の場としてTHIRD CLINIC GINZAを開院。
医療・ヘルスケアビジネスに必要な「医療現場」「医療制度」「ビジネス」の3領域を経験し横断的に理解する数少ない存在であり、医療・ヘルスケア領域全般の新規事業開発と支援を行う。日本の医療ベンチャーに精通し、大企業やベンチャーの顧問・アドバイザー・取締役の他、経済産業省Healthcare Innovation Hubアドバイザー、J-Startup推薦委員、厚生労働省医療ベンチャー支援（MEDISO）非常勤サポーター、日本医療ベンチャー協会理事なども務める。
著書に『医療4.0』『医療4.0実践編』（以上、日経BP）、『医療×起業』『デジタルヘルストレンド』（編著。以上、メディカ出版）など。また、YouTubeチャンネル『医療ビジネスチャンネル』を運営し、最新の医療ビジネス動向や知見を発信している。

〈オフィシャルページ〉

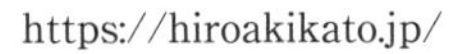

https://hiroakikato.jp/

〈YouTubeチャンネル〉

医療と算盤
－2035年の医療崩壊を避け、2040年の医療を創る思考法

2025年4月1日発行　第1版第1刷

著　者　加藤 浩晃
発行者　長谷川 翔
発行所　株式会社メディカ出版
〒532-8588
大阪市淀川区宮原3－4－30
ニッセイ新大阪ビル16F
https://www.medica.co.jp/
編集担当　岡 哲也
編集協力　加藤明子
装　幀　安楽麻衣子
組　版　株式会社明昌堂
印刷・製本　日経印刷株式会社

© Hiroaki KATO, 2025

本書の複製権・翻訳権・翻案権・上映権・譲渡権・公衆送信権（送信可能化権を含む）は、（株）メディカ出版が保有します。

ISBN978-4-8404-8763-4　　Printed and bound in Japan

当社出版物に関する各種お問い合わせ先（受付時間：平日9：00～17：00）
●編集内容については、編集局 06-6398-5048
●ご注文・不良品（乱丁・落丁）については、お客様センター 0120-276-115